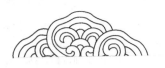

毛德西　主审

禄保平　毛峥嵘　编著

趣谈养生

河南科学技术出版社

·郑州·

※ 河南省社科普及规划项目

河南省卫生健康委员会立项资助项目

图书在版编目（CIP）数据

毛德西趣谈养生 / 禄保平 , 毛峥嵘编著 . —郑州 : 河南科学技术
出版社，2021.12

ISBN 978-7-5725-0352-8

Ⅰ . ①毛…　Ⅱ . ①禄…　②毛…　Ⅲ . ①养生（中医）—基本知识
Ⅳ . ① R212

中国版本图书馆 CIP 数据核字（2021）第 215512 号

出版发行：河南科学技术出版社

地址：郑州市郑东新区祥盛街 27 号　　邮编：450016

电话：（0371）65788613　65788625

网址：www.hnstp.cn

责任编辑：武丹丹

责任校对：董静云

装帧设计：张德琛

责任印制：张艳芳

印　　刷：河南省环发印务有限公司

经　　销：全国新华书店

幅面尺寸：720 mm×1 020 mm　1/16　印张：8　字数：74 千字

版　　次：2021 年 12 月第 1 版　　2021 年 12 月第 1 次印刷

定　　价：29.80 元

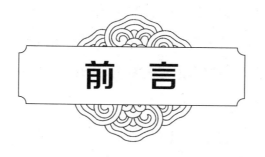

前　言

　　河南省中医院主任医师、全国名中医毛德西教授从医六十余载，长期从事中医临床诊疗工作和中医药科学普及事业，近年来尤其致力于中医养生保健。

　　在与病人的接触中，毛老了解到，不少病人希望医生在治疗疾病的同时，讲解一些养生保健知识。他们不仅想了解饮食保健，还想了解一些心理、运动、起居、体质等方面的养生知识，而病人自己也会谈一些养生体会，个别病人还会和毛老交流一些食疗及土单验方。所有这些，都促使毛老更加重视养生保健知识的积累和宣传。为此，他在诊疗之余，撰写出版了《老中医话说灵丹妙药》《老中医话说中药养生》《名老中医养生经（大字版）》等科普书籍，得到了读者的广泛好评。

　　为了普及中医药养生保健知识，提高广大群众自我保健意识和科学养生水平，使大众能够学到简便易行的养生知识，我们总结了毛老趣谈养生的内容，编成此书。本书受河南省社科联的资助，被列为 2018 年度河南省社科普及规划项目；并受到河南省卫生健康委员会的资助，被纳入 2020 年河南省中医药文化著作出版资助专项。

本书内容包括心理养生、饮食养生、运动养生、起居养生、体质养生、经络养生、时令养生、药物养生、疾病养生、综合养生十个方面的养生知识，以介绍毛老长期实践且行之有效的中医药养生方法为主，并辅以适当的现代医学保健知识。同时，结合传统文化、历史传说、名人逸事等进行讲述，力争做到科学实用、通俗有趣、简便易学。

希望读者在茶余饭后，抽出几分钟时间，阅读一篇养生趣闻，或能寻找到适合自己的保健知识，借以享受科学养生的乐趣！

编者

辛丑初春 于郑州

注：书中有关药物的服用应由医生指导。

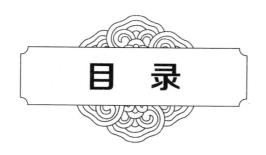

目 录

第一章 心理养生

第二章 饮食养生

第九章 疾病养生

第十章 综合养生

第一章

心理养生

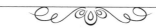

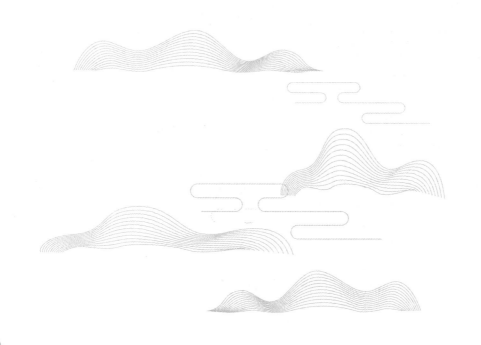

一、心理养生四要素
德全不危根本固

心理养生，古代叫"养神"。我国现存最早的中医学典籍《黄帝内经》非常重视"养神"，在《黄帝内经·素问》第一篇"上古天真论"中就提到"精神内守，病安从来""独立守神""精神不散""积精全神"等关于心理养生的论述。而在心理养生中，"德"是第一位的。正如"上古天真论"所说："所以能年皆度百岁而动作不衰者，以其德全不危也。""德全"不仅包括行为合于自然的养生之道，还蕴含合于儒家的修身之道之意，即是指道德之道。

1. 品德高尚 品德高尚、心地善良是养生第一要务。我国古代著名思想家、儒家学派创始人孔子说："仁者不忧。"汉代儒学大师董仲舒也说："仁人之所以多寿者，外无贪而内清净，心平和而不失中正，取天地之美，

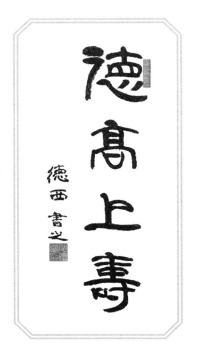

毛德西教授书法《德高上寿》

以养其身。"以助人之乐为乐，以扶贫帮困为乐，以服务大众为乐。这样的人，心态平和，不畏困难，始终保持泰然自若的状态，这种心态有利于血液循环，有利于神经细胞功能的调节，从而提高机体的抗病能力。

2. 宽容大度 在与人交往中，不计较个人得失，不计较个人恩怨，甚至被误解、被冤屈，也能正确地对待。这种人的心态总是向上的，能容许多"难容之事"与"难容之人"。"心底无私天地宽"，这种心态对于人的循环、呼吸、消化、神经等系统，具有协调作用。而心胸狭窄，容易导致血压升高、血管狭窄、神经系统调节紊乱等。

3. 淡泊明志 这是中国知识分子的传统美德。所谓"淡泊"，就是不追求名利，不在世俗中随波逐流，对其身外之物得而不喜，失而不悲，"势去未须悲，时来何足喜"；在当今社会就是不贪腐，不揽权。"明志"，就是有远大志向，总是将人民的利益放在第一位，为国家发展、百姓幸福和正义事业而奋斗终生。

4. 乐观幽默 有人说"乐观是不老丹"。乐观的人，心胸开阔，精神愉快。清代中期"扬州八怪"中，郑板桥被削官为民，两手空空，却还说"宦海归来两袖空，逢人卖竹画清风"；汪士慎不幸一目失明，却专门刻了一枚"尚留一目看梅花"的闲章，这是一般人做不到的。乐观幽默地对待生活，生活就会变得愉快、惬意。

二、淡泊名利何所愁
　内心坦荡臻长寿

　　人生的幸福与长寿最不可或缺的因素是什么？或许，是内心的安宁与坦荡吧！纵观古今中外，为了名利而违背良知的人，位高权重也好，富可敌国也好，内心的不安定会像蛀虫一样长期地蚕食他们的心灵。

　　"心安"，看似不起眼的两个字，却蕴藏着君子风度，"君子坦荡荡，小人长戚戚。""活得心安"，不追求名利的人才会"心安"，不谋算他人的人才会"心安"。"心安理得"，这是老百姓常说的一句话，前提是"心底无私天地宽"。要做到这一点确实不容易，不是一时一事，而是一生一世。

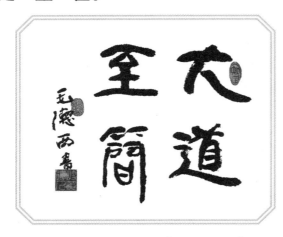

毛德西教授书法《大道至简》

　　古希腊著名哲学家、思想家苏格拉底有句名言——"认识你自己"，这句话曾经引发很多人的思考和共鸣。我们在向外探究纷繁世界的同时，也不要忘记向内审视自己、剖析自己。只有正确地认识自己，才能"活得心安"。

三、"没心没肺"口头禅 却是养生之真言

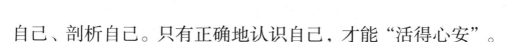

在 2005 年春节晚会上，有一个小品，名叫《小崔说事》，里边有一句台词，说"没心没肺的人，睡眠质量都高"。俗话也说"没心没肺，活到百岁"。"没心没肺"为什么有益于健康呢？

"没心没肺"，其实是说不操什么心。年纪大了，名呀，利呀，都不放在心上；一日三餐，粗茶淡饭，危害健康的东西不吃；准时睡子午觉，雷打不动；不去为儿孙们跑烦心的事，不把钱多钱少当成一回事；早上起床到公园里转一转，晚上再散散步，优哉游哉，这样的人自然会健康长寿。而那些求名求利的人，或者整天鸡鸭鱼肉的人，或者天天烟酒不离口的人，或者为了蝇头小利而整夜睡不着觉的人，疾病自然会找上身来。

"没心没肺"的人并非什么心事也没有，而是首先关注健康，自己的健康、家人的健康或者朋友的健康都很关心，也关心国家大事。要是坐下来谈谈自己的养生经验，他们也是一套一套的，吃的什么、喝的什么，最近又学到什么养生方法，等等，谈得是有声有色，听起来也很有味道。

精神内守
病安從来

毛德西拙筆

毛德西教授书法
《精神内守，病安从来》

再看他们的气色，确实是满面红光，精神矍铄，走起路来轻松稳健。采访他们，问及养生经验时，"没心没肺"则是他们的总结语。

"没心没肺"属于心理养生范畴，前人就曾有过这方面的话语，《黄帝内经》说："恬淡虚无，真气从之，精神内守，病安从来？"唐代孙思邈说："心诚意正思虑除，顺理修身去烦恼。"更为大家所熟悉的是清代郑板桥的"难得糊涂"四个字。实际是大事不糊涂，生活小事可以糊涂一点，不要什么事情都斤斤计较，这才是心理养生的正确态度。

但是"没心没肺"也不是"万能钥匙"，有的老年人不大在乎小伤小病，有点头痛脑热的也不把它放在心上，岂不知有的小伤小病可能是危重疾病的先兆。因此，身体有了不适，还是要到医生那里把脉看病，做到"未病先防""防患于未然"，千万不要自作主张去随便买药吃，更不可相信电线杆上的小广告，以免贻误病情，危及生命。

心态宽容度一生
四、"难得糊涂"精神宁

宽容是一种心态，怨恨也是一种心态。具有宽容心态的人，严于律己，宽以待人，整天乐呵呵的，乐于帮助别人，身体有什么毛病就去找医生积极治疗。而抱有怨恨心态的人，整天愁眉苦脸，觉得别人总是对不起他，唠唠叨叨的，有了病怨天尤人，不那么相信医生。

其实人的一生多是在苦难中度过的，"不如意事常八九，可与人言无二三"。人的一生中，痛苦事是常有的，关键是遇到痛苦的事，自己是否能排忧解难，不要把那些痛苦的事锁在自己的心田。

我国南朝时梁人江淹曾作过一篇《恨赋》，历述古人"伏恨而死"的故事。周瑜的"既生瑜，何生亮"；李后主的"多少恨，昨夜梦魂中"；柳永的"新仇旧恨相继"……可见，怨恨可以蒙蔽一个人的心灵，可以使人失去生活的勇气，可以使人丧失斗志，甚至置自己于死地。

怎样消除怨恨呢？说起来很简单，做起来却不那么容易。那就是正确对待人生，正确对待社会，正确对待他人，用古人的话说，就是"难得糊涂"。

放弃怨恨，可以使自己登高远望，开阔心胸，心中不但能装下你、我、他，还能装下大自然，到那时候，你将享

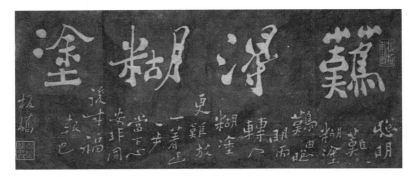

郑板桥"难得糊涂"碑帖拓片

受到无限的快乐!

五、自古逢秋悲寂寥
我言秋日胜春朝

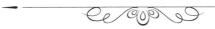

自战国时期宋玉写《九辩》起,"悲秋"已成为诗赋的传统内容。这些诗赋多是借描写秋天的萧瑟,抒发惆怅情怀。如唐代诗人韩愈所云:"我来正逢秋雨节,阴气晦昧无清风。"唐代诗人刘禹锡则一反老调,写出了秋日的激情。他在名为《秋词二首》的其中一首词中写道:"自古逢秋悲寂寥,我言秋日胜春朝。晴空一鹤排云上,便引诗情到碧霄。"诗中一改过去秋愁、秋悲的忧伤语调,而是晴天朗日,云鹤横空,令人豪情大发。这里以"胜春朝"的生发气势,把天高云淡的秋天描写得颇有诗意。

刘禹锡认为,秋天万里无云,不像夏天那样暴雨倾盆;

天高云淡，不如夏天那样阳光炙热。在这样的天气里，白鹤排翅升空，像一幅静中有动的图画。一排飞鹤，飞向蓝天，人的心也像白鹤一样，在那高空越飞越远，越飞越高，这种景象本身就是一首耐人寻味的诗。这样的

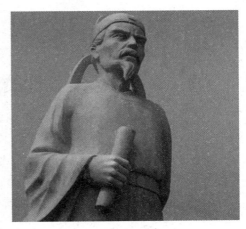

刘禹锡雕像

天，这样的云，与春天相比，是另一种诗情画意。

如果将人的生命过程分成少年、青年、壮年、老年四个阶段的话，人到了中年乃至老年，犹如时光进入了秋天和冬天。但不是肃杀、颓废，而是收获、闭藏。"夕阳无限好"，是事实，不要想着"只是近黄昏"，而是"红霞尚满天"，是能量的积累。清代文学家袁枚老年时作诗云："莫嫌秋老山容淡，山到秋深红更多。"

在养生保健中，人的心理状态起着举足轻重的作用。心态好的人，对于困难、对于疾病，是积极对待，想办法去战胜；而心态颓废的人，在疾病面前，总是悲观、忧愁。两种心态，其结果必然是前者快乐、轻松，而后者郁闷、痛苦。

毛老每每读到刘禹锡这首诗，总有一种愉悦的心情，不认为自己垂垂老矣，而像回到了年富力强的壮年时期，把脉看病思路清晰，读书看报思维活跃，有时还要背几首唐诗、几段经典语句，那是一种享受。也请您吟诵这首赞赏秋天

的诗吧，您一定也会从中有所收益。

六、快乐使人身康健
高氏"十乐"记心间

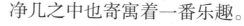

清代著名画家高桐轩曾写过一篇养生文章，名为《十乐》，对于今人养生仍多有启示。"十乐"为何？听毛老一一道来。

1. 耕耘 耕耘虽然使人劳累，但又能使人身心健康。耕作半天，既可以享受田家之乐，又可以强壮人的体魄。在耕耘的同时，又有丰收的希望，何乐而不为呢？

2. 把帚 把帚扫地，擦净茶几与桌椅，是举手之劳。看到干净的地面和洁净的桌椅，精神也会畅快起来。扫地净几之中也寄寓着一番乐趣。

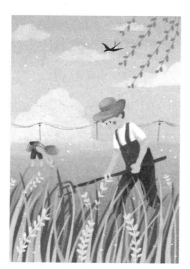

耕耘之乐

3. 教子 要教孩子吟诗作画，使孩子明白事理，以艺立身，自食其力，不依靠他人，使父母没有顾虑，这难道不快乐吗？

4. 知足 高氏自认为是卑微的画匠，比不上百万俸禄的卿相。然而比高氏困苦的何止千万？公卿不足为贵，只要做好自己的本职工作，

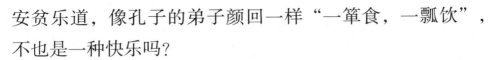

安贫乐道，像孔子的弟子颜回一样"一箪食，一瓢饮"，不也是一种快乐吗？

5. 安居　高氏所谓的"安居"，并非住豪宅，而是与忠厚淳朴、靠劳动生活的人住在一起，大家以诚相待，和睦相处，这也是一种快乐。

6. 畅谈　耕耘劳作之余，与野老田夫畅谈天下事，或预测天气的阴晴，或推测来年的收成，坦荡畅谈，无遮无掩，你一句，我一句，其乐融融。

7. 漫步　不要坐得太久，也不要躺得太久，天气好的时候到柳岸花坛边漫游一番，心情会愉快，襟怀也会敞开，这也是一件乐心的事。

8. 沐浴　一年四季经常洗浴，对身体有一定裨益。用温和的热水淋洗全身，遍身清爽，可使经脉疏通，表里通气，身体健康，真是一件乐事。

9. 高卧　每到三伏天，白天可以枕着竹枕，躺在蒲席上，在北窗下高卧，和风吹来，闭目养神，这也是一种快乐。

10. 晒背　在冬季天气暖和的时候，中午坐在广场上，倚在北墙边，晒晒太阳，就像披着狐裘大衣一样，通身暖和，怕冷怕寒的感觉顿时消散。晒太阳既能舒筋活血，又能强筋壮骨，其中快乐不可不知。

以上"十乐"所谈虽然多是起居、劳作、形体等方面的养生方法，但也告诉我们一个道理，那就是要善于学会从生活中去寻找欢乐，保持健康心态。

第二章

饮食养生

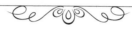

一、《千金要方》早提到
饮食养生颇重要

　　唐代伟大的医学家孙思邈可谓"养生大家"。他在《千金要方》一书中多次提及饮食养生，认为饮食养生是健康长寿的主要因素之一。

　　孙思邈认为，善于养生的人，饿了就吃饭，渴了就饮水，吃的次数多而量少。不要每一顿都吃很多，而应该做到饱中有饥，饥中有饱。太饱会伤肺，太饥会伤气，太酸会伤筋，太咸会伤骨。所以应当吃清淡的饮食，吃的时候应细嚼慢咽。

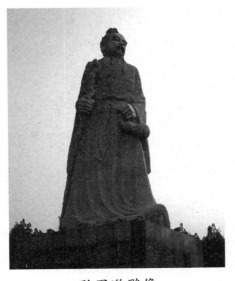

孙思邈雕像

吃东西的时候，不要发怒、烦恼。每次吃饭，不要吃肉太多。

肉类应熟食，趁热吃下。吃肉食后，应当漱口数次以清洁牙齿。凡是吃热食后出汗，不要在风口下吹风，否则易生头痛病。每次吃饭后，可用手按摩腹部，使胃肠通畅，以行气消食。如果饭饱后即睡，食物得不到消化而积聚腹中，易生百病。

从某种意义上讲，饮食不当给人带来的危害比声色祸害还要普遍与严重。因为声色可以克制禁绝，而饮食却不可一日短缺。所以养成良好的饮食习惯，尤为重要。

二、健康饮食需辨证食物性能要分清

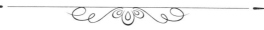

明代医药学家李时珍曾说："饮食者，人之命脉也。"他告诉人们，要想健康长寿，就应当了解食物的性能，以便正确地选择食用。

古代医学家在长期的生活与医疗实践中逐渐认识到食物是分性能的，其性能大致分三大类，即平性、温热性、寒凉性。常见的食物中，平性食物较多，温热性食物次之，寒凉性食物再次之。今举例如下：

1. 平性食物 如百合、白果、莲子、花生、李子、葡萄、黑木耳、银耳、黑芝麻、土豆、无花果、榛子、黑豆、红豆、黄豆、豇豆、扁豆、洋葱、圆白菜、胡萝卜、芋头、香椿、白菜、青蒿、大头菜、黄花菜、黄鱼、海蜇、鲤鱼、猪蹄、猪肉、牛肉、甲鱼、鹅肉、鸡蛋、鹌鹑、鸽蛋、鹌鹑蛋、蜂蜜、牛奶等。

2. 温热性食物　辣椒、芥子、花椒、鳟鱼等为热性食物；荔枝、龙眼、石榴、樱桃、杏、栗子、胡桃仁、大枣、大蒜、生葱、南瓜、姜、小茴香、韭菜、鳝鱼、鲢鱼、虾、淡菜、海参、羊肉、鸡肉、鹿肉、火腿、鹅蛋等为温性食物。

3. 寒凉性食物　甜瓜、西瓜、香蕉、芒果、甘蔗、苹果、枇杷、柿子、荸荠、梨、菱角、番茄、黄瓜、桑葚、冬瓜、苦瓜、白萝卜、丝瓜、茭白、莲藕、竹笋、蕨菜、慈姑、马齿苋、淡豆豉、芹菜、海藻、海带、螃蟹等为寒凉食物。

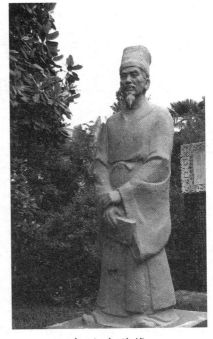

李时珍雕像

温热性食物具有温经、活血、助阳、通络、散寒的功效；寒凉性食物具有滋阴、泻火、清热、凉血、解毒的功效；平性食物的性能介乎温热与寒凉两类食物之间，但在与其他食物搭配中，会随着其他食物的性能而有所偏移，如在大量温热性食物中会变为温性，在大量寒凉性食物中会变为凉性。所以食物也有搭配学问，也要因人、因时、因地之不同辨证地选用。

三、膳食指南请牢记 粗细搭配才合理

　　我国居民的膳食结构是根据国民的身体状况与饮食习惯拟定的。经过多年研究，中国营养学会推出了《中国居民膳食指南》（最新版于 2016 年 5 月发布），引导居民合理饮食，合理消费。

　　这本指南提出了饮食结构的基本原则，即：食物多样，谷类为主；吃动平衡，健康体重；多吃蔬果、奶类、大豆；

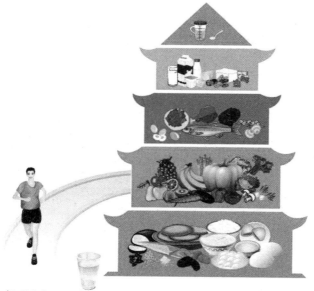

盐	＜6 克
油	25~30 克
奶及奶制品	300 克
大豆及坚果类	25~35 克
畜禽肉	40~75 克
水产品	40~75 克
蛋 类	40~50 克
蔬菜类	300~500 克
水果类	200~350 克
谷薯类	250~400 克
全谷物和杂豆	50~150 克
薯类	50~100 克
水	1 500~1 700 毫升

每天活动 6 000 步

中国营养学会推出的中国居民平衡膳食宝塔（2016）

适量吃鱼、禽、蛋、瘦肉；少盐少油，控糖限酒。

具体地说，食物共分为五类。

第 1 类：谷薯类。包括谷类、薯类和杂豆类。谷类如稻米、小麦、小米；杂豆类如绿豆、红豆；薯类如马铃薯、甘薯。主要提供碳水化合物、蛋白质、膳食纤维及 B 族维生素。

第 2 类：蔬菜和水果类。蔬菜类如胡萝卜、菠菜、甜椒；水果类如橙子、苹果、香蕉。主要提供膳食纤维、矿物质、维生素 C 、β - 胡萝卜素及有益健康的植物化学物质。

第 3 类：动物性食物。如水产品、禽、畜、蛋、奶。主要提供蛋白质、脂肪、矿物质、维生素。

第 4 类：大豆类和坚果。大豆类如黄豆、青豆、黑豆；坚果类如花生、瓜子、核桃、杏仁。主要提供蛋白质、脂肪、矿物质、B 族维生素和维生素 E 。

第 5 类：纯能量食物。如油、淀粉、食用糖。主要提供能量，其中动植物油还可提供维生素 E 和必需脂肪酸。

另外，食物要注意粗细搭配，经常吃一些粗粮、杂粮等。稻米、小麦不要碾磨太细、太精，否则谷粒表层所含的 B 族维生素、矿物质和膳食纤维就会部分流失到糠麸之中。

清淡饮食对健康也非常重要。目前我国城市居民油脂的摄入量较高，摄入食盐量也高于世界卫生组织的建议值（世界卫生组织建议食盐每日用量不超过 6 克），这对健康非常不利。应从幼年养成少盐膳食的习惯。

对于食物的选择和搭配，还要根据个人的生活习惯、消化能力、体质特点等，合理地进行调整。但三餐分配要合理，一般建议早、中、晚餐的能量分别占总能量的 30%、40%、30%，用俗语说，就是"早上吃好，中午吃饱，晚上吃少"。

有人根据《中国居民膳食指南》对老年人的饮食编了四句口诀，即：一两鱼一两肉，一个鸡蛋一把豆；一袋奶一斤菜，水果充足防老衰；二两粗三两细，主食搭配要合理；食用油吃半两，食盐六克保健康（一把豆指黄豆，约 50 克；一袋奶即纯牛奶或酸奶，约 250 克；水果约 250 克）。很有参考价值。

四、 不同米有不同功
补益脏腑又美容

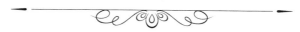

谷类是我国主要食用植物，常见的有粳米、糯米、糙米、小米、玉米等，还有百姓喜爱的薏米、黑米等。这些谷类食物不但可以补益脏腑，而且还有美容、护发、延缓衰老等作用。

1. 粳米　是北方人常吃的大米。具有补中气、健脾胃、养阴生津、除烦止渴、固肠止泻等作用。粳米粥能补益精髓，保护胃肠，恢复元气，适宜老人、小儿、产妇、病人食用。

2. 糯米　俗称江米。味香甜而黏滑，具有补中益气、健脾养胃功效，适宜脾虚肺弱多汗、神经衰弱、肺结核、

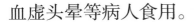

血虚头晕等病人食用。

3. 糙米 就是带壳的稻谷在碾磨过程中，除去粗糠外壳而保留胚芽和内皮的"浅黄米"。其所含蛋白质、维生素量都比精米高。有助于胃肠蠕动，对便秘、痔疮、高脂血症都有裨益，且可降低心脏病、中风病的发病率。

4. 小米 具有温中健脾、益气和胃、补肾生精的作用。其蛋白质含量高于玉米和大米，维生素 E 含量是大米的 4.9 倍。小米营养丰富，容易吸收，被营养专家称为"保健米"。

5. 玉米 主要产于北方，有黄玉米、白玉米两种。具有益肺宁心、健脾开胃、平肝利胆、清热利尿，以及降低胆固醇、预防癌症、降压等功效。还含有健脑的谷氨酸及加快肠蠕动的纤维素。能够有效防治高血压、冠心病及脂肪肝等病症。

6. 薏米 即薏苡仁。富含蛋白质、麸皮质、磷脂。中医学认为，薏米可以除"痿证"，即湿热所致的下肢痿弱无力，也包括湿热下注引起的尿路感

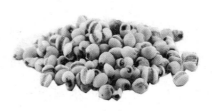

薏苡仁

染、阳痿、勃起不坚等；又是美容之佳品，经常食用可以减少或消除皮肤上的扁平疣和面部的黄褐斑。

7. 黑米 是稻米的一种，具有健脾开胃、补肝明目、滋阴补肾、养精固涩的功效。经常食用能明显提高人体血小板和血红蛋白的含量，有利于心脑血管的保健。

五、 五豆红黄绿白黑 营养丰富功有异

豆类分为大豆类和其他粮用豆类。大豆类包括黄豆、黑豆和青豆，高蛋白、低脂肪，含有丰富的植物蛋白，蛋白质含量高达 35% ~ 40%。它所含的磷脂和大豆异黄酮、植物固醇等，有助于降低血清胆固醇，减轻妇女更年期症状，使骨质疏松得到有效预防。其他粮用豆类包括红豆、绿豆等，脂肪含量低，B 族维生素、赖氨酸含量较高。

常吃的豆类有红豆、黄豆、绿豆、白豆、黑豆等。它们的营养价值都很高，但作用略有差异。

1. 红豆 又称红小豆、赤小豆，李时珍称之为"心之谷"。红豆有良好的利尿消肿作用，用于心脏病、肾病、肝病引起的水肿；研粉水调外敷，可以治疗流行性腮腺炎、丹毒等；还有解酒、解毒作用；并有良好的降压、降脂、调节血糖、预防结石及减肥健美作用。

2. 黄豆 所含营养丰富，有健脾、润燥、消肿的功效，是更年期女性及糖尿病、心血管疾病病人的理想食品。所含的不饱和脂肪酸和磷脂，有保护血管弹性、健脑及防止脂肪肝形成的作用。

3. **绿豆** 是药食同源之品，有很高的食用与药用价值。在豆类食物中，绿豆清热解毒作用比较明显，常用于解暑、利尿，并有辅助降压作用。B 族维生素及钙、磷、铁等矿物质含量较高。有增白、淡化斑点、清洁肌肤、祛除角质、抑制青春痘生长的作用。

4. **白豆** 又称芸豆，是高钾、高镁、低钠食物，适合心脏病、动脉硬化、高血脂、低血压病人和忌盐者食用。有排毒养颜、促进新陈代谢的作用。

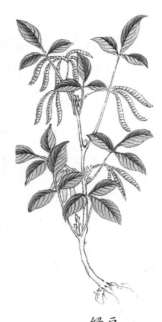

绿豆

5. **黑豆** 有"豆中之王"之称，特别适合肾虚者食用。黑豆入肾，有益气滋肾、解毒利尿、消肿下气、乌发美髯、补虚止汗等多种作用。黑豆、薏苡仁煲汤，适合风湿病病人食用；黑豆、鸡腿煲汤，有补肾健脾作用；高血压头痛，可以用黑豆、玄参、天麻煲汤。

六、"菜中之王"大白菜 清甜润爽做百菜

白菜，古称"菘"，在我国各地都有种植，尤以北方为多。

它物美价廉，富含营养，便于储藏，吃法多样，且烹制简单，所以千百年来，一直受到百姓的喜爱，被誉为"菜中之王"。民间俗话说："大白菜，菜中宝，家家户户离不了，宴席会餐用得上，家常便饭少不了。"又说："鱼生火，肉生痰，白菜萝卜保平安。"

白菜味道清甜润爽，可养胃生津、除烦解渴、利尿通便、清热解毒。人人都可食用，无明显禁忌证，尤其适合孕妇及患消化道溃疡者食用。

白菜可炒可熬，可生吃凉拌，可佐鱼入蛋，可烧肉汆汤，

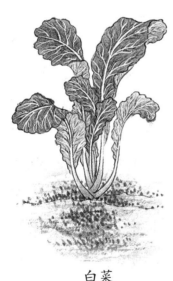

白菜

可腌渍，可酱卤，可风干，所以有"百菜不如白菜，白菜可做百菜"之说。白菜还可以用来疗疾治病，常用的有白菜萝卜汤，治疗风热感冒初起；白菜根冰糖饮，治疗百日咳；白菜帮熬水加蜂蜜，治疗便秘。

食用白菜要现炒现吃，不要吃隔夜菜或搁置时间过久的菜；不可吃烂白菜；白菜腌制时间不能过久，以免产生过多的亚硝酸盐。

第三章

运动养生

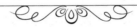

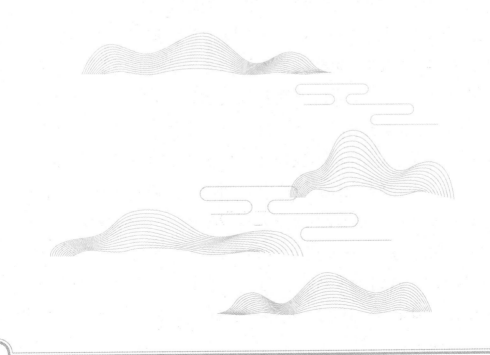

一、金钱虽多非万能
延缓衰老要运动

我国著名心血管专家、健康教育专家洪昭光教授在《60岁登上健康之路》一书中讲述了一个故事，说明了金钱与健康的是非关系。

书中说，有两个美籍华人，来到我国从事一项合作项目。他们的工资都很高。年长的有50多岁，另一位年轻些。他们的身体都不太好，患有冠心病和糖尿病。年纪大的这位身体不舒服，就打电话到美国，找美国的医生咨询，或坐飞机回到美国去治，还是没有效果。最后他找到洪昭光教授，洪教授说，你的病为什么治不好？是因为你的生活太紧张，压力太大。他说，你讲的话我都明白，可是我也没有办法，也做不到合理地休息。结果他有一天早上起来，上洗手间时跌了一下，当时就心肌梗死，再也没有说出来一句话。

另一位年轻些的听说这事，明白了健康的道理。平时不怎么运动，这下子有时间活动了。他想，原来生命这么脆弱，健康这么重要。一个活生生的人，说死就死了，死亡就在自己身边。这时他发现，亿万富翁有时还不如一个乞丐呢！顿悟健康比什么都重要。从第二天起，他每天运动两个小时。

无论什么时候出差，都要带上羽毛球拍、游泳裤，每天两个小时的运动雷打不动。假如50多岁的同事不是累死，他也不会有这样的体会，更不会主动地运动起来。

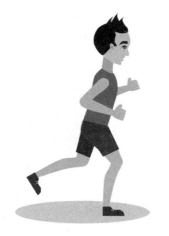

洪昭光教授说，运动的最大好处是延缓衰老，延缓动脉硬化。他是这样说的，也是这样做的。他大学毕业后也一直坚持运动，体重、血压、心态都没怎么变化。

运动养生

从这个故事中，我们可以悟到，金钱多并不是万能的。健康的主要因素之一是心态，心态好了，自己能主动地运动起来，就有可能延缓衰老。金钱多了，自己不运动，认为有了钱，就可以住别墅，开豪车，美酒香烟不离口，鸡鸭鱼肉天天有，好像什么都有了，结果反而可能丢了健康，正像有个小品中所说的那样，"钱没有花完，命没有啦"！

二、延年益寿有秘诀 有氧运动不可缺

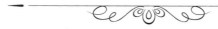

有氧运动是指主要以有氧代谢提供运动中所需能量的运动方式。运动负荷与耗氧量呈线性关系。也就是说在运动中人体吸入的氧气与需求相等，达到生理上的平衡状态。

如跑步、快步行走、爬楼梯、游泳、滑冰、骑自行车、打太极拳、练气功、跳健身舞、做韵律操等。而无氧运动是指在肌肉"缺氧"状态下进行的高速剧烈运动，如举重、短跑、投掷、跳高、跳远、拔河等。

有氧运动中需要提高心率才能供应足够的氧气，并且能促进血液中的氧气循环。有氧运动不但能促进心肺功能，而且能使更多的血液循环到脑部，有保护脑神经的功效。

有氧运动的标准是什么？一个人在不运动的情况下，心率是每分钟 60 ～ 80 次，心脏的最高心率是 220 减去年龄（岁）。有氧运动的心率应当是最高心率的 60% ～ 80%，并且能坚持 20 分钟以上。举例来说，一个人的年龄是 60 岁，其最高心率是 220 减去 60，为每分钟 160 次，他的有氧运动的心率应当是 160 次的 60% ～ 80%，即每分钟 96 ～ 128 次。

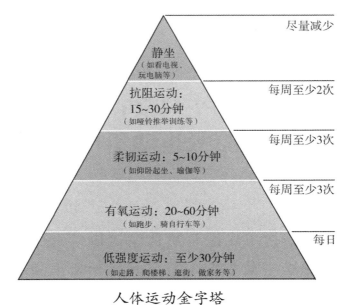

静坐
（如看电视、玩电脑等）　　尽量减少

抗阻运动：
15~30分钟
（如哑铃推举训练等）　　每周至少2次

柔韧运动：5~10分钟
（如仰卧起坐、瑜伽等）　　每周至少3次

有氧运动：20~60分钟
（如跑步、骑自行车等）　　每周至少3次

低强度运动：至少30分钟
（如走路、爬楼梯、逛街、做家务等）　　每日

人体运动金字塔

如果你是不经常运动的人，最初的运动心率应不超过最高心率的70%，然后慢慢提高。

有氧运动并不一定要一次完成，也可分多次做。例如一次30分钟的运动量，与分成3次、每次10分钟的作用是相同的。

但凡事总是过犹不及，过量的运动也有害处。剧烈运动会产生许多氧自由基，引起脂质过氧化作用，破坏身体的组织。运动过量，身体大量出汗，有可能造成脱水；还可能加重心脏负担；加重关节磨损，诱发关节疾病；引起身体疲劳，影响睡眠。

每个人的基因组合不同，所以同样的饮食与运动，不同的人有不同的效果。研究证实，一个人每天能做30分钟的简单运动，就会对身体有益。俗话说"活动活动，要活就要动"，难道不是这样吗？

三、 饭后百步利于身
是否坚持要因人

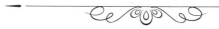

关于饭后行走是否利于健康，有两种说法：一种是说"饭后百步走，能活九十九"；另一种说法是"要想活到九十九，请你饭后不要走"。这两种互相对立的说法，使

人们无所适从。其实饭后走与不走应因人而异，不应一概而论。

有些人认为，饭后散步，会使胃肠血液供应不足，引发功能性消化不良。其实，这对一般人基本没什么影响。只要是"闲庭信步"，步速不要太快就行。饭后适当步行，比马上就坐下学习、工作或躺倒睡觉要好。

中医学认为，胃主纳谷，脾主运化。进食是"胃主纳谷"阶段，消化是"脾主运化"阶段，两者相辅相成，共同完成消化、吸收、敷布气血精华。如果你整天伏案工作，饭后遛个弯儿，既能消食，呼吸新鲜空气，欣赏美景，又能让大脑、眼睛和颈椎得到适当的放松和休息。如果你想减肥，饭后溜达溜达，有助于胃肠道的蠕动，帮助机体消耗能量。

提倡"饭后不要走"也不是没有道理。有些人饭后是不能走的，如体质虚弱、患有慢性胃溃疡或胃肠术后的病人，尤其是患有胃下垂的人。因为饭后胃液充盈，此时若进行直立性活动，就会增加胃肠负担，引起或加重胃下垂。

四、动静结合互为根 习练太极益身心

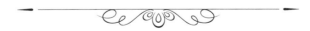

在《陈氏太极拳图说》中有这么几首诗，对于理解太极

拳非常有益。一首为"动则生阳静生阴，一动一静互为根，果然识得环中趣，辗转随意见天真"；一首为"一阵清来一阵迷，连环阖辟赖撕提，理经三昧方才亮，灵境一片是玻璃"。前一首说的是太极拳的意理，它根于阴阳学说，一动一静、一上一下、一左一右、一开一阖、一刚一柔、一前一后都讲的是阴阳转化。学习太极拳，首先要明白阴阳，明白阴阳的动静、开阖、刚柔，就能理解太极拳的内涵。后一首说的是理解了还远远不够，必须真正去练，在练中细心体验，在体验中认真地练。"三昧"，即事物的精要、真谛。真正理解太极拳中的精要不是那么容易的，真是要"一阵清来一阵迷"，就是不断地理解、不断地体会，有收获也会有挫折，坚持不懈，十几年、几十年地练习，才能体会到它的内涵就像玻璃那样透明，没有杂尘。

太极拳是中国武术的一朵奇葩，具有强身健体、延年益寿的功效。坚持练习，对心血管、神经、呼吸、消化系统，

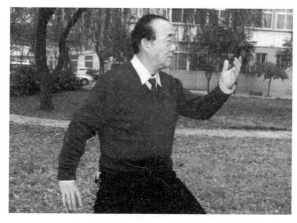

毛德西教授晨练太极拳

以及骨骼、关节、肌肉等都有良好的保健作用。我国的城市或农村，到处都可看到太极拳爱好者。自改革开放后，太极拳走出国门，受到世界人民的青睐。太极拳运动中，眼随手转、步随身换、动作圆润、呼吸吐纳，一连串的动作，年轻人刚中有柔，老年人柔中有刚。

打太极拳采用的是腹式呼吸，每次呼吸的肺活量都很大，所以应选择环境幽静、地面平坦、空气清新的地方。首先要调整好呼吸，稳定心态，目不外视，耳不旁听，使身心进入比较安静的状态，这样才能收到应有的效果。

打太极拳要掌握要领。有人说：打太极拳就是"画圆"，这话说得有一定道理。太极拳的练功原则是：既不能过于柔软，又不能偏于刚强；既不可把肢体抻得太直，又不可过于弯曲；刚柔参半，阴阳中和；"两手转环东复西，两足横行步法奇"；身架高低自如，动作快慢有序。切不可挺胸、收腹、翘臀，否则达不到练拳的效果。

五、导引之术八段锦 调理脏腑炼骨筋

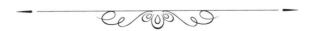

《黄帝内经》在讲述健康长寿人的经验时，提到"和于术数"这四个字，其中的"术"包括导引术和武术。导引重意，

强调动作的流畅柔和；而武术重形，强调动作的勇猛有力。导引术与武术都是我国古代人民从生活实践中积累而成的强身健体方法。其中八段锦动作简练，易记易学，运动量适中，受到百姓的普遍欢迎。毛老将它的主要动作含义解释如下，以便大家能更好地掌握它的要领。

1. 两手托天理三焦　这个动作可以使肺部扩张，呼吸加深，增加胸腔的血流量，有助于提升上、中、下三焦脏腑（心、肺属上焦，脾、胃属中焦，肾、膀胱、肝、胆、大肠、小肠属下焦）的功能，强心益肺，和胃健脾，滋阴补肾，疏肝利胆，润肠化结，通调膀胱。且有利于纠正驼背、塌肩的不良姿势。对防治肩部疾患、预防颈椎病等具有良好作用。

2. 左右弯弓似射雕　两手、两臂充分地伸展，有利于增强胸肌与背部肌肉的活动，提高手腕关节及指关节的灵活性。可以增强肺活量，促进血液循环，还有利于矫正驼背、肩内收等。

3. 调理脾胃须单举　上举手有利于清气的上升，下压手有利于浊气的下降，一上一下，升清降浊，可以使脊柱内各椎骨间的大小关节及小肌肉得到锻炼，从而增强脊柱的灵活性与稳定性，达到调理脾胃、肝胆的经络及预防消化系统疾病的作用。

4. 五劳七伤往后瞧　头部的运动，可以增强脑的血液循环，使颈椎与颈部肌肉得到锻炼，也可以改善高血压与动脉硬化，有利于防治颈椎病，同时有助于解除中枢神经系统的疲劳。

5. 摇头摆尾去心火　心火，即阳热内盛。通过两腿下蹲，摆动尾闾（尾骨端），可以刺激脊柱、督脉；通过摇头，可以刺激大椎，从而达到疏通经络、泄热祛火的作用。此项动作比较轻松，可以消除神经与肌肉紧张，缓解疲劳，使身体得到放松，有利于体力的恢复。

6. 两手攀足固肾腰　两手攀足可以使腰部肌肉得到延伸与锻炼，增强肾脏的功能，也有利于下肢的血液循环。同时，对腰部的肾、输尿管等有良好的牵拉、"按摩"作用，可以改善其功能。但高血压与脑动脉硬化病人，头部不可下垂太低，以防止局部血液循环障碍。

7. 攒拳怒目增气力　"攒拳怒目"可以刺激肝经，使肝血充盈，肝气疏泄，有强筋健骨的作用。双手攒拳，可刺激手足三阴三阳十二经脉和督脉的腧穴，使全身的筋脉受到刺激。长期锻炼，可使全身筋肉结实，气力增加。

8. 背后七颠百病消　脚趾为足三阴、足三阳经脉交会之处，脚趾抓地，可以刺激足部有关经脉，调节相应脏腑的功能；通过振动筋骨、肌肉和脏腑，可以疏通全身经络、血脉，有利于祛除体内的致病因子，加快正气的恢复。

六、华佗创作五禽戏 有柔有刚有裨益

华佗是东汉时期的著名医学家，他在为百姓治病当中，发现肢体活动是防治疾病的重要方法。他说："人体欲得劳动，但不当使极耳。动摇则谷气得消，血脉流通，病不得生。譬如户枢，终不朽也。"这段话是说，人的身体要运动，但不可过量。经常运动能使消化能力增强，血液流通，不容易生病。比如门户的枢纽，经常转动是不会腐朽的。

华佗的这种认识是极为朴素的养生思想，而体现这种养生思想的运动方法，就是由他创作的五禽戏。

五禽戏是华佗在古代导引体疗的基础上，通过对动物的细致观察而创作的一种模仿虎、鹿、熊、猿、鸟五种鸟兽不同动作的运动。

1.虎 学习老虎的近抓远扑、扭腰摆尾动作，显示老虎的神威

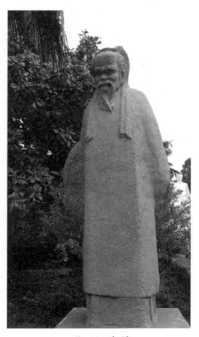

华佗雕像

与振奋精神，以锻炼上下肢体和腰椎关节。

2.鹿 学习鹿的仰脖、缩颈、探身、左右回顾与善跑，活动腰肢和舒展周身关节，有利于开阔心胸。

3.熊 学习熊的挺胸拔背、攀树悬空、屈肘站桩和走路沉稳的神态，借以活动腰椎、下肢，锻炼全身的筋骨肌肉。

4.猿 学习猿的机灵敏捷、纵身跳跃、抓耳挠腮、摘桃献果及极目远眺的神态，有助于锻炼周身关节，增强视力。

5.鸟 学习鸟（主要是鹤）的昂然挺立、悠然自得、展翅轻翔和独立安静的神态，有助于提高肺功能与关节的灵活性。

在练习五禽戏的时候，要注意练习的姿势。古人说："形不正则气不顺，气不顺则意不宁，意不宁则神必乱。"要努力做到学虎似虎，学熊似熊；要做到"形神合一"，呼吸均匀，神情自若，不疾不徐，起落大方，由易到难，由浅入深。若能持之以恒，既能健身，又能防病，对身体大有裨益。

华佗将五禽戏传授给他的学生吴普和樊阿等人，吴普按照五禽戏进行锻炼，年近九十，仍然耳不聋，眼不花，牙齿完好，饮食不减。

第四章

起居养生

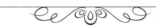

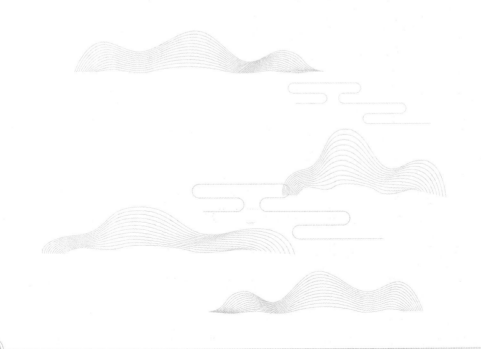

一、泼墨挥毫练书法 手心并用乐无涯

中医与书法有着不解之缘。古代的中医看病开方，多具备书法的功底，所以古代医家不乏为书法名家者，如唐代孙思邈、清代傅青主等均为医、书兼精的巨擘。近现代医家兼善书法者，如恽铁樵、曹颖甫、程门雪、秦伯未、施今墨等，医、书兼优的如任应秋、姜春华、关幼波、路志正等。历代文人墨客的书法作品亦有不少涉及中医者，如王献之的《鸭头丸帖》、苏东坡的《覆盆子帖》等。

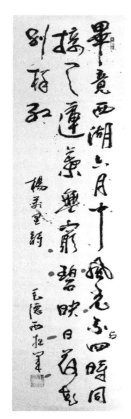

毛德西教授书
宋代杨万里诗句

临池挥毫如同练气功一样，要意守丹田，呼吸均匀，心无杂念，精神专一。写大字犹如站桩，写小字犹如静坐，前者动如骑马，后者静如打禅，一动一静，动则为阳，静则为阴，是保持内外环境统一的最佳方式之一。书画中那种淡雅、悠闲的意趣，也会令人忘却烦嚣。老年人退休之后，不妨铺上宣纸，拿起毛笔，临帖挥毫，这样不但可排解寂寞，充实生活，而且看着自己的作品一天天进步，也会使自己心态年轻许多，那种乐趣是难以言表的。

二、学贯三家儒道佛
药王养生方法多

孙思邈是唐代著名的医学家，享年 101 岁。他医德高尚，医术精湛，洞明医理，学贯儒、道、佛三家，对养生学颇有建树。后世流传有《孙真人卫生歌》，毛老将其部分养生方法介绍于下。

1. 发常梳　"发为血之余"，梳发能疏通血脉，使气血流通，从而改善头部血液循环，疏散头部瘀血。同时，梳发可以使头发得以滋养，发根牢固，防止脱发，并使新发早生。梳发还可以缓解头痛，有预防感冒、健脑提神、清心明目、解除疲劳的效果。

2. 面常摩　五脏六腑之精气，皆上注于面部。面部经络比较丰富，气血不可有一时瘀阻，否则对脑部的功能有直接影响。方法是：精神放松，排除杂念，迅速搓摩双掌，使双掌发热，越热越好，自下而上，再自上而下，摩洗面部 18 ～ 36 次。手掌顺着鼻两旁、眼眶、耳旁，做洗脸状，轻轻按摩，使局部发热为宜。具有滋润面部、改善皮肤代谢、消除皱纹、醒脑开窍、预防感冒等作用。

3. 步常散 散步已经成为锻炼身体的有效方法之一。可饭后散步，练功后散步，春、夏、秋季户外散步，冬季在室内或走廊散步。老年人一般每天步行 1 ~ 1.5 千米即可，但不要在潮湿之地散步。散步的益处是：健脑提神，强心益肺，活血健骨，预防疾病等。

三、 "低碳生活" 新概念 勤俭二字是关键

"低碳生活"是个新名词、新概念，但提出的却是世界可持续发展的老问题，反映了人类因世界气候变化而对未来生活的担忧。目前科学家的主流看法是，导致世界气候变化的主要因素是过量碳排放，这种过量碳排放是在生活和生产中所出现的，因此要减少碳排放就要相应地优化和约束消费与生产活动。

什么是"低碳生活"呢？可以概括为"适度吃、住、行、用，不浪费、多运动"。用中国传统的生活理念理解，就是"勤"与"俭"二字。低碳生活最根本的要求，就是要改变人类的生产与生活方式，特别是那种以消费至上的消费文化，是导致过量碳排放的重要因素。

"消费至上，消费者至上，竞争优先"，提高了社会生

产的效率，却也一度导致生产与消费领域不受控制地高碳排放。高消费虽然看起来是美好的生活，但以"低碳生活"理念来看，它却是牺牲人类长远利益和整体利益的短视行为。所以选择"低碳生活"，就必须拿出足够的勇气，具有足够的能力，并准备相应的行动与手段来审视和改变我们的消费习惯。

具体来讲，"低碳生活"就是要改变大鱼大肉的饮食习惯，多吃绿色蔬菜、水果；节约用水，不做污染水源的事；不穿皮革及不环保的衣服；拒绝、少用塑料袋及其包装物；使用低耗能电器，节约用电；不吸烟，少饮酒；短距离外出，提倡步行或骑自行车、乘公交车；聚餐不浪费食物；节约生活与工作中的各种物质资源；对垃圾进行分类，以便回收再利用；等等。

"低碳生活"向人类提出了前所未有的大问题，我们唯一的选择就是创新生活模式，从我做起，从今天做起，保护地球家园，为人类的未来造福。

四、 四季洗脚有窍诀 前贤之言勿忘却

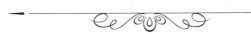

四季怎样洗脚，怎样擦脚？古人积累有一定的经验。

1. 四季洗脚　古人对四季洗脚有一首歌诀，谓："春天洗脚，升阳固托；夏天洗脚，湿邪乃除；秋天洗脚，肺腑润育；冬天洗脚，丹田暖和。"说明洗脚可以疏通经络，促进血液循环。春天洗脚，可使阳气上升，浊气下降；夏天洗脚，可促暑湿排泄，解除心火；秋天洗脚，可使肺腑不燥，少生咳嗽；冬天洗脚，可使元气归藏，精气不泄。前贤的这些养生经验，值得我们借鉴。

洗脚，可以用清水，也可用泡有中药的水，温度适中，不可太烫，但不宜用冷水。水温一般维持在 40 ℃左右，洗泡时间以 15 ~ 20 分钟为宜。如有足跟骨刺，可加一些中药，如透骨草、伸筋草、苏木、红花、雪莲花、花椒等，以促进血液循环。可将上述药物用细纱布包好、扎紧，放在洗脚盆内，然后倒入烧开的热水浸泡，待水温适宜时，开始浸泡双脚。如果感冒，可以在 1 000 毫升温水中加 15 克盐；高血压病人可以加生姜 50 克；如果患有冻疮（限于初期仅有红斑瘙痒，未破溃者），可以加小辣椒，以起到活血化瘀作用。

2. 四季擦脚　晚睡前或晨起后，取坐姿于床上，盘腿擦脚心或涌泉穴，左手摩擦右脚，右手摩擦左脚，以擦热为度，微汗为好。人的五脏六腑和神经系统在这里都有反射区和通道，所以摩擦其穴位与反射区，能够增强脏腑功能，疏通气血运行，既能健身，又能治疗神经性疾病。

苏东坡喜欢这种养生健身法，认为涌泉穴有"上彻顶门"

（顶门即头顶前部）之效。有一次，他到好友佛印和尚那里，晚上睡觉前，依样盘腿而坐，摩擦涌泉穴，佛印笑着打趣说："学士打禅坐，默念阿弥陀。想随观音去，家中有老婆。"东坡笑而答道："东坡擦脚心，并非随观音，只为两目明，世事看得清。"这虽然是文人笑谈，但可以看出苏东坡对养生健身法的坚持与耐心。

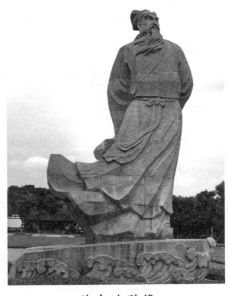

苏东坡雕像

五、世上没有解酒药　亡羊补牢醒酒方

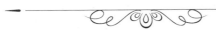

　　经常有嗜好喝酒的病人找毛老把脉开方，并要求开一点解酒药。毛老说："世上没有解酒药，只有醒酒方，缓解缓解症状！"所谓醒酒方，仅是"亡羊补牢"的办法。醒酒的作用就是保护胃黏膜，使体内酒精代谢加快，从而减轻喝酒引起的头痛、呕吐、胸中烦热闷乱等症状。

　　1. 护胃防呕方　石斛 10 克，淡竹叶 10 克，生姜 6 克。

水煎，慢慢饮用。具有清热护胃、防止呕吐的效用。

2. 清解头痛方 葛根 15 克，葛花 15 克，生甘草 6 克，水煎服。具有缓解血管痉挛，解除头痛、头晕的作用。

3. 和解胃痞方 苏叶 10 克（后下），黄连 6 克，砂仁皮 5 克，生姜 5 克。水煎，频频饮用。具有缓和胃痉挛、止痛止酸的作用。

4. 养阴凉血方 绿豆 50 克，莲子心 5 克。水煎，当茶饮。具有清心解毒、除烦镇静的作用。

5. 养胃阴汁 也就是果汁。酒后喝一些果汁如苹果汁、梨汁、猕猴桃汁等，以榨取的新鲜果汁为好，有利于缓解酒精对胃黏膜的刺激。

有的人醉酒后，大量喝浓茶或醋，以图解酒。浓茶是兴奋剂，对缓解醉酒不利；醋是收敛剂，对保护胃黏膜反而有害。真正感到口渴时，不如喝一些白开水。

酒精对肝脏损害最大，过量饮酒首先会伤肝，由饮酒过量引起的肝硬化是难以逆转的。希望那些嗜酒的人，首先要做到戒酒或少量饮酒（每天不超过 50 毫升）。

六、上班常喝三种茶 有效改善亚健康

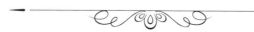

上班族每天坐在办公桌前，对着电脑，目不转睛，手指

不闲，脑子不停地在思考着。下了班，疲惫劳累，吃饭无味，睡觉不香，很容易导致亚健康状态。怎样才能改变这种状态呢？除了安排好自己的作息、起居时间外，常喝三种茶，可以改善亚健康状态。

1. 黑米茶 黑米滋阴补肾，强身暖胃，明目活血，故又称"长寿米"，在古代是专供内廷食用的"贡米"。黑米又最适于孕妇、产妇等补血之用，故又称"月米""补血米"。

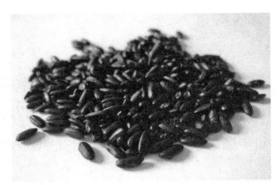

黑米

历代帝王都将它作为宫廷养生的"贡米"。为了避免黑米中所含的色素在浸泡中溶于水，泡之前可用冷水轻轻淘洗，不要揉搓。能煎煮几分钟最好。慢慢品饮，清香可口。如果黑米与红枣一起煮茶饮用，更是味美香甜，被人们称为"黑红双绝"。

2. 糙米茶 糙米就是没有精加工的大米，它保留了大米胚芽中的营养，另外还有较多的膳食纤维、B族维生素与维生素 E、矿物质等营养素。具有健脾养胃、除烦、止渴、止泻等作用，对提高免疫力、加速肠道蠕动、防治便秘有显著效果，而且可以有效地防治糖尿病、肥胖症。在繁忙的工作中，泡上一杯糙米茶，可以补充体力，振作精神。

3. 薏米茶 薏米，又名薏苡仁、药玉米等，是药食两用的食物。具有健脾渗湿、清热排脓、利水消肿等功效。其主要成分为蛋白质及维生素 B_1、维生素 B_2 等。可以减少皱纹、消除色斑，并滋润皮肤使皮肤光滑。对面部粉刺及粗糙皮肤有明显美容效果。如果与粳米同煮食用，可以缓解风湿麻木之苦。

怎样自制薏米茶呢？办法如下：将薏米洗净后晾干，然后放在锅里用小火翻炒，将米粒中的水分炒干，晾凉后，放在密封的容器内保存。喝的时候取出一勺，用开水冲泡即可。黑米、糙米泡茶的制作方法与此类似，均要先炒熟。

第五章

体质养生

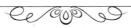

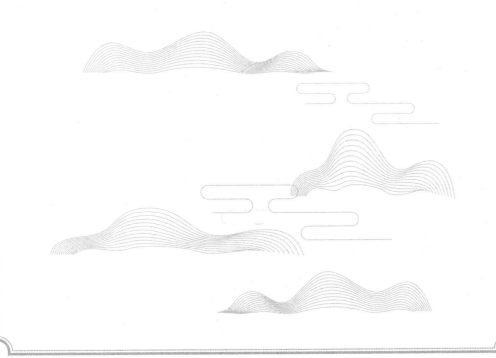

一、 气虚体质功能差
参芪药膳效堪夸

　　汪先生刚刚 40 岁出头，爬楼梯上到三层楼便感到气喘吁吁，额头似有汗出，走进诊室，休息了十几分钟才缓过劲来。还未把脉诊病，他就问毛老："我去体检也没有发现什么毛病，为什么疲乏无力呢？"毛老望闻问切一番，答道："你虽然没有什么大的毛病，但你是气虚体质，不耐劳作，如果不进行调理，内脏也会出毛病的！"接下来，毛老给汪先生讲解了气虚体质的特点，以及怎样去调理。汪先生听了毛老的解答，明白了一些调理方法，说道："要是早知道就好了！"

　　毛老指出，气虚，即元气衰少。中医学认为，元气根于肾，养于脾，贮于肺，行于心，所以气虚泛指心、肺、脾、肾功能的不足。气虚体质的人有胖也有瘦。一般表现为精神不振，体倦乏力，面色白，语声低怯，动则气短，容易出汗，不耐劳作，恶风怕冷，舌质淡红，舌苔淡薄白。心气虚者伴有心悸懒言，少气乏力；脾气虚者伴有食后腹胀，大便溏泄；肺气虚者伴有咳喘气短，时时自汗；肾气虚者伴有腰膝酸软，排尿无力，妇女见白带多，男子见早泄。每一个人的气虚偏重点是不一样的，有的人偏于心气虚，有的人偏于脾气虚，等等。

1.药物改善 气虚的人可以在医生的指导下，服用一些补气的药物，如人参、黄芪、白术、山药、白扁豆、灵芝、桂圆肉等。常用的补气中成药有四君子丸、补中益气丸、归脾丸、生脉饮、西洋参含片、刺五加片等。服用补气药时要配一点补血药。"气为血之帅，血为气之母"，血充足了，可以转化为元气；有了充足的血，元气有所依附，就不容易耗散。

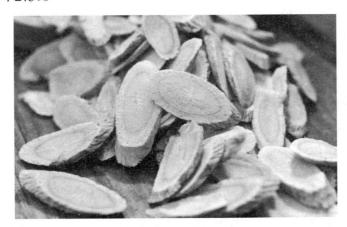

中药饮片黄芪

2.饮食疗法 补气的食物如糯米、小米、莜麦、大枣、胡萝卜、香菇、豆腐、鹌鹑、莲子、鸡肉、鹅肉、兔肉、牛肉、鲢鱼等。药膳如人参莲子汤、灵芝香菇炖鸡汤、黄芪陈皮粥、人参桂圆蜂蜜膏等。

3.体育锻炼 适合的项目如散步、慢跑及练习八段锦、五禽戏、太极拳、健美操等。但在锻炼的时候不宜出太多的汗，以免耗气受风。

二、阳虚体质畏风寒
温肾扶阳多锻炼

过了立夏，大家都已脱下冬装，单先生还穿着羽绒服，进了诊室，嘴里不停地说："天气怎么还这样冷啊？"毛老问他年龄，他说36岁。他的体形看上去倒也不消瘦，却说自己"背部发凉，下肢发凉，晚上还要盖上厚被子才能入睡"。毛老说，这正是阳虚体质的特点。

形成阳虚的原因，有先天禀赋不足，也有后天调摄不当，还有的是劳力过度、耗散元气。这种体质的人，还会出现大便稀薄，小便清长，腰背寒凉而隐痛，手足不温，喜欢吃热的食物，舌苔白滑，脉象细细的，没有鼓指之力。这种阳虚体质不是单纯用药物可以治好的，还要从精神调养、体育锻炼、饮食调节、接触大自然等诸多方面做起，这样才能逐渐改善夏穿棉袄的状况。

1. 日光浴 阳虚体质的人要养成日光浴（晒太阳）的习惯，每天让背部晒一晒太阳，每次十几分钟到半小时即可。特别是在夏季进行日光浴，每次20～30分钟，两三天一次。

2. 体育锻炼 "动则生阳，静则生阴"，要使阳气充足，就要活动，手足要动，腰腿要动，最好是在阳光充足的环境下，打球、跑步、做操。尤其是在冬季，不要把自己关在屋子里，可以起床后迎着太阳走出门外，借助大自然的"阳气"来补充自身的阳气。

3. 饮食与药物调节　扶助阳气的食物有羊肉、鸡肉、狗肉、鹿肉、桂圆肉、韭菜、生姜、辣椒、板栗、核桃仁等；温补脾肾之阳的药物有黄芪、附子、肉桂、巴戟天、肉苁蓉、淫羊藿、仙茅等。关于药膳，明代董宿所撰《奇效良方》一书中有一张温阳祛寒、养颜延年的方，名为"容颜不老方"。方歌云："一斤生姜半斤枣，二两白盐三两草，丁香沉香各半两，四两茴香一处捣。煎也好，煮也好，修合此药胜如宝，每日清晨饮一杯，一世容颜长不老。"可以照歌诀的药物与分量配伍，并捣成碎末。每日清晨取10～15克，用水煎煮饮用。此方具有温阳散寒、行气活血、美容护肤、抗衰防老的功效。其他温阳的药膳有生姜红糖茶、当归生姜羊肉汤、人参桂圆膏等。

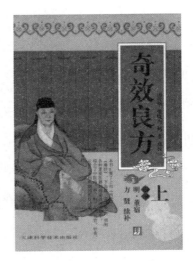

明代董宿《奇效良方》书影

三、血虚之体面色黄 补血常用四物汤

血虚之体，其面色不是黄中透红、温润有神，而是色如"黄土"，无润红之气色，两眼也无神气。这种气色的病人现在虽然不多，但在部分儿童或生育后的女性人群中还是可以看到的。这与儿童挑食、偏食，产妇生育后调养不当、体质难以恢复有关。

血虚体质的特征是：面色萎黄，唇舌淡红，精神萎靡不振，头晕眼花，心悸失眠，手足麻木，脉象沉细；还会有神经衰弱，思维不集中，视力疲劳，好忘事，不耐劳作，常常感到体力不支。到医院检查血常规，可能会发现红细胞、血红蛋白值比正常值低。

血虚体质能得到改善吗？答案是可以的。

中医学对血虚体质的病人积有丰富的治疗经验。早在宋代国家药典《太平惠民和剂局方》中就载有一张治疗血虚的良方，这就是著名的四物汤（现在有中成药四物丸）。它由熟地黄、当归、白芍、川芎四味药物组成，后世称"一切血病此为宗"。其实它是由东汉张仲景《金匮要略》中的胶艾四物汤简化而来（原方去掉阿胶、艾叶、甘草）。流传至今，它仍然是治疗血病的主方。

还有一味补血药是大家所熟悉的，就是阿胶。阿胶与人参、鹿茸并称为补益"三宝"。《本草纲目》称阿胶为"圣药"。在清代后期，阿胶治好了懿贵妃（慈禧）

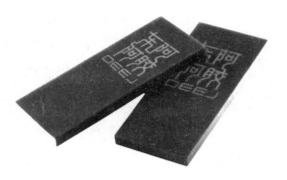

东阿阿胶

的贫血病，保住了胎元，足月生下一男婴，即后来的同治皇帝。自此阿胶声名大噪，成了向皇室进贡的专用品。

补益阴血的药物比较多，除上面所说的外，还有何首乌、枸杞子、鸡血藤、柏子仁、紫河车、党参、丹参、五味子、黄精等。常用的中成药有阿胶补血膏、归脾丸、鸡血藤膏、八珍丸、古汉养生精、复方胎盘片、益血生、养血当归精等。

食物中也有不少补血之品，如桑葚、荔枝、黑木耳、黑芝麻、菠菜、胡萝卜、牛肝、猪肝、羊肝、海参、甲鱼、大枣等。常用的药膳如阿胶炖鸡肉、阿胶鲤鱼粥、当归生姜羊肉汤、黄芪当归糯米粥等。

四、阴虚体质虚火旺滋阴降火有良方

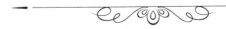

阴虚体质是指体内的水分、津液、精血等阴分不足而言。

由于阴分不足，相应的阳分就会亢盛起来，而这种亢盛的阳分就会产生"火"。"火性炎上"，这种"火"以干扰脏腑的灵窍为主，如口腔溃疡、鼻腔干燥、头晕头痛、耳鸣如蝉、眼眵增多，或者五心烦热、潮热盗汗、遗精早泄、失眠多梦，多见舌质红赤、脉象细数等。

阴虚体质所出现的"火"症，不同于外感高热所出现的实火，不可随意用清热解毒的药物，如黄连、黄芩、黄柏、大黄等苦寒性药物。因为它是由阴虚所引起的，"火"只是标证，阴虚才是它的本质，滋阴降火才是正确的养生与治疗方法。

1. 饮食保健　阴虚体质的人，饮食的原则是滋阴潜阳，就是把阴分补起来，使亢盛的"阳分"降下来。滋阴食物如绿豆、甘蔗、银耳、豆腐、海参、绿叶蔬菜、鸭肉、黑芝麻、牡蛎、牛奶等。

2. 中药改善　滋阴的药物如麦冬、天冬、沙参、生地黄、玉竹、黄精、枸杞子、女贞子、旱莲草、石斛、玄参、决明子、何首乌、山茱萸、桑葚、知母、龟板、鳖甲、百合等，这些药物应根据临床表现而选用。其中龟板、鳖甲为动物药，其滋阴清热作用较强。

3. 中成药滋补　滋阴降火的中成药有六味地黄丸、七味都气丸、知柏地黄丸、麦味地黄丸、石斛夜光丸、首乌延寿丹、二至丸、二冬膏、大补阴丸、养阴清肺膏、琼玉膏、天王补心丹等。

4. 生活调理　阴虚火旺的人，应注意心理调节，遇事要做到不急躁、不愤怒，一般事情应"慢处理"；起居要

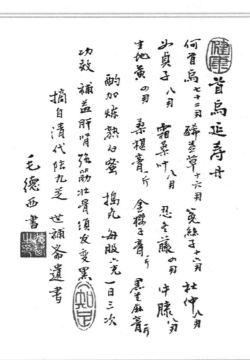

毛德西教授书法《首乌延寿丹》

有规律；饮食避免辛辣与过于温热的食品，要戒烟限酒；要做一些运动，如打太极拳、练八段锦、慢跑、骑自行车、做广播操等。

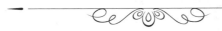

五、痰湿体质形体胖 健脾肃肺益肾脏

有次毛老做养生讲座时，一位胖乎乎的小伙子问毛老：

"您看我是什么体质？"他身高 1.7 米左右，体重却有 95 千克，走起路来气不接续，舌苔白厚腻。毛老对他说："你是痰湿体质，看起来胖乎乎的，实际上不健康。"并简单地给他讲解了痰湿体质的特点。

痰湿体质，多见于体形肥胖者，这些人有一种嗜好，就是好吃甘肥食品，懒得动，不大活动，不大控制饮食量，体重常常超过标准体重的 20%。出现的症状有胸闷气短、常叹气、身倦无力、气喘、痰多，面部与下肢有明显的郁胀，有的小腿按之凹陷，头晕目眩，四肢沉重无力，男子可见白浊尿，女子会有白带增多，舌苔必是腻苔，脉象一般沉细。检查发现，胆固醇、甘油三酯、低密度脂蛋白大都显著高于非痰湿体质者。如果不加注意，久而久之会发展为冠心病、脑中风、肺气肿等。

1. 体育锻炼 要改变久坐不动的习惯，要动起来，走出家门，散步、跑步、打球、打太极拳、游泳。总之，参加运动，坚持锻炼，持之以恒，减轻体重，这样必然会换来一个健康的体魄。

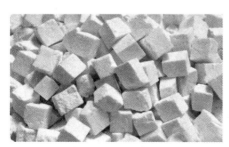

中药饮片茯苓

2. 中药改善 中医对痰湿体质有比较好的改善办法，中药中的茯苓、薏苡仁、赤小豆、白扁豆、猪苓、泽泻、冬瓜皮、玉米须、白茅根、车前子、荷叶等，有很好的利湿减肥作用；

其他如橘红、郁金、石菖蒲、瓜蒌、远志、葶苈子、生姜、桔梗、白术、半夏、贝母、鱼腥草、杏仁等，有祛痰或健脾化痰作用。

3. 中成药调理　中医学认为，痰湿之源在于脾，贮痰之器在于肺，化痰之气在于肾，因此健脾、肃肺、益肾三法，就是解除痰湿之体的好法子。中成药如人参健脾丸可以健脾祛痰，金匮肾气丸可以温肾化痰，橘红丸可以清热化痰，清气化痰丸可以清肺化痰，防风通圣丸可以祛湿解毒减肥，山楂降脂片可以降脂祛湿浊。

4. 饮食调节　适当控制饮食量，少食膏粱肥厚之品，多吃一些蔬菜、水果，特别是健脾利湿的食物，如白萝卜、扁豆、赤小豆、薏苡仁、紫菜、洋葱、包菜、蚕豆、莲藕、冬瓜、竹笋、西瓜等。药膳如山药粥、薏米粥、赤小豆粥、西瓜皮拌洋葱、白萝卜木耳豆腐汤、海蜇炒豆芽等。痰热者可以喝毛尖茶、龙井茶；痰湿者可以喝普洱茶；其他如枇杷叶茶、绞股蓝茶、橘红茶等，均有清解痰湿的作用。

六、 过敏体质易生病 平时预防勿放松

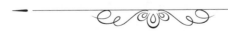

提起过敏体质，大家都不陌生。过敏性鼻炎、过敏性哮喘等，身边很容易见到易感者。

过敏体质表现多种多样。有的表现为呼吸道症状，如鼻塞、打喷嚏、流鼻涕、哮喘等；有的为皮肤疾患，如皮肤容易起荨麻疹，有的一抓就出现红疹、瘢痕；有的对某些药物过敏，发生药物性皮疹等。此类体质往往与父母体质有关，也与饮食习惯、居住与工作环境、自身承受能力等有关。

过敏体质与肺、脾、肾三脏功能有关。因此养生措施亦应以调补肺、脾、肾为主。通过补益肺气，以益气固表，预防外邪侵袭；通过健脾益气，以增强胃肠功能，防止痰浊生祟；通过补肾益气，以扶正固本，提高机体免疫力。

1. 运动养生　过敏体质的人应当主动参加体育锻炼，以增强机体的抵抗力。对冷空气过敏的人，可以进行冷水浴等耐寒训练，以使自己适应气候的变化。体育锻炼如跑步、打太极拳、练八段锦、跳舞、游泳、跳绳等有氧运动，均较为适合。

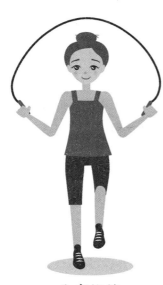

体育锻炼

2. 起居养生　过敏体质的人居处环境应当保持清洁、卫生，被褥与床单应经常洗晒，防止衣被蕴藏潮湿之气。春季应尽量减少户外活动，以避免花粉过敏。过敏体质的人不宜饲养和接触动物，避免螨虫等引起过敏。

3. 药物养生 药物养生要注重调补肺、脾、肾三脏的功能。中药如补益肺气的黄芪、山药、党参、大枣等；健脾化湿的藿香、佩兰、白术、白扁豆等；补肾渗湿的茯苓、赤小豆、怀山药、薏苡仁等。中成药如防风通圣丸、玉屏风散、参苓白术散、知柏地黄丸等。

4. 心理养生 过敏体质的人容易急躁，而急躁也是诱发疾病的原因之一。因此，保持乐观、豁达、宽容的心理状态也是非常重要的。精神愉快，于外营卫流通，于内气血畅和，内、外环境稳定可以减少过敏性疾病的发生。

第六章

经络养生

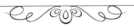

一、养生若不明经络 开口动手便是错

中医界有一句名言，即"不明脏腑经络，开口动手便错"。

当前百姓都在谈养生，有关经络养生的书籍亦不少。如果不明白经络走向、经穴位置，你的养生方法可能就会走偏，出现"开口动手便错"的状况。

经络的主要作用是联络脏腑，通达表里，传达信息，平衡阴阳。经络的重要性是"决死生，处百病，调虚实"（《灵枢·经脉》）。

经络分经脉、络脉、孙络等。主要经脉有十四条。其走向是：手三阴经（肺、心包、心）从胸到手，手三阳经（大肠、三焦、小肠）从手到头；足三阴经（脾、肝、肾）从足到腹，足三阳经（胃、胆、膀胱）从头到足。阴经走向为肢体内侧，阳经走向为肢体外侧。以上为十二经脉。另外，还有任脉、督脉。任脉在胸腹正中线，从头到会阴；督脉在背部正中线，从会阴到头。任脉主一身之阴，督脉主一身之阳。

十二经脉的阴阳属性，凡五脏经脉（包括手厥阴心包经，为六条经脉）为阴，六腑经脉为阳，阴阳互为表里，阴脉主内，阳脉主外，表里相通，内外交会，如环无端，周流不息，维持着机体的阴阳平衡。

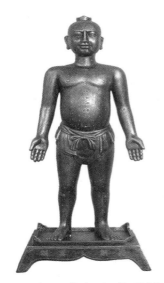

宋代针灸铜人复原图

十二经脉及任脉、督脉分布的穴位是各自经脉经气的注入点。在经脉的周围，还分布着许多小的络脉、孙络，这些小的络脉也起着沟通表里、运行气血、联络经脉的作用。在经穴之外，还有许多穴位，有固定的名称、位置和主治，称为"经外奇穴"，它们的作用同样不可忽视。

我们在拍打、揉按、推拿经穴的时候，要认清经脉的走向与位置。一般而言，顺着经脉走向的是补法，逆着经脉走向的是泻法；轻按的是补法，重按的是泻法。

认清经脉是主要的，医学界有一句话，即"宁失其穴，不失其经"。就是说在具体操作时，经穴可能会偏离一点，但经脉不可偏离。经脉走向偏离了，就谈不上经穴的准确性，也就谈不上什么疗效了。

二、长寿秘籍有七方
闲来搓揉气血畅

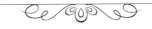

有人将长寿的秘诀归纳为七种方法。这七种方法简易实

用，普通人一看就会，若能在正常生活中搓之、揉之、叩之、捶之，坚持不懈，必然有预期效果。

1. 头脑乃是精明府，日梳三遍百病除 《素问·脉要精微论》说："头者，精明之府。"梳头可以起到健脑的作用。"日梳三遍"，就是每天早上、中午、晚上（睡觉前）各梳一遍，每遍要梳一百次以上，最好是用牛角梳或木梳，从前到后，缓慢而有节奏地梳，不要急急匆匆了事。这样可以疏通经脉，调和气血，起到健脑神、聪神明、预防中风及头部疾患的作用。

2. "第二心脏"当属脚，常搓涌泉有良效 脚为人的"第二心脏"，这是医学家对按摩脚具有促进血液循环作用的客观认识。现在流行的走步运动，是心脏保健的重要内容。人的脚上有足三阴三阳经脉，是疏通经络、祛瘀生新的主要通道；并布有 60 多个穴位，其中以涌泉穴最为关键。涌泉，是水的泉源，经常揉搓涌泉穴，有增水（补肾）培元、泻火安神的作用。揉搓时，左手揉搓右脚涌泉，右手揉搓左脚涌泉。每次揉搓以涌泉穴有灼热感为度，每日两三次为宜。

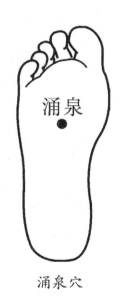

涌泉穴

3. 日咽唾液三百口，健康活到九十九 唾液是口腔内腮腺、下颌下腺和舌下腺分泌的液体，经导管进入口腔，具有润湿口腔黏膜、稀释食物和分解淀粉的作用。成年人每日分泌唾液 1 ~ 1.5 升。古人将它形容为"人参果"，具有润泽口腔、滋阴润燥的功效，所以不应该随意吐之，而是应当将唾液徐徐吞咽，这就是古代养生"十六宜"（发宜常梳，面宜多擦，目宜常运，耳宜常弹，舌宜舔腭，齿宜常叩，津宜常咽，浊宜常呵，背宜常暖，胸宜常护，腹宜常摩，谷道宜常提，肢节宜常摇，足心宜常擦，皮肤宜常干浴，大小便宜闭口勿言）中的"津宜常咽"。常常吞咽唾液，可以使心火下降，与肾水相交，心肾交泰，水火相容，阴阳平衡，自然能健康长寿。

4. 朝暮叩齿三百六，七老八十牙不落 叩齿，也是古代养生"十六宜"中的一种养生方法。一般叩齿方法比较简单，即上下牙齿互相叩击，发出"嗒嗒"的声音。古代医学家说，左侧叩齿名"打天钟"，右侧叩齿名"击天磬"，中央上下相叩名"鸣天鼓"，目的是使所有牙齿都能叩到。叩齿时可使身体自然放松，排除杂念，口唇紧闭，精神贯注，上下叩齿 36 次，停片刻后，再叩齿 36 次，如此叩齿，可做数次。中医学认为，牙齿为"骨之余"，是说牙齿为骨髓的精气所生，而骨髓为肾精所营。所以牙齿的坚固与松动，反映了肾精的充盈与否。叩击牙齿不但可以使牙齿周围的经络通畅，气血充盈，牙齿牢固，还可以增强牙齿对食物的咀嚼作用，以利于食物的消化，这对老年人的饮食养生无疑是非常重要的。

5. 人之肾气通于耳，扯拉搓揉精气和 《灵枢·脉度》说："肾气通于耳，肾和则耳能闻五音矣。"耳为肾之外窍，肾气的强弱与耳的听力有直接关系，经常扯拉搓揉双耳，有利于肾气的通畅。而且耳朵上分布着许多穴位，这些穴位与脏腑有着内在的联系，从耳垂到耳尖，依次分布着上焦、中焦、下焦不同脏腑的穴位。如果内脏有什么疾患，刺激耳穴的相应部位，既可以缓解病痛，又可以起到保健养生的作用。老年人每天搓揉双耳，早晚各一次，持之以恒，对增加内耳血液循环、延缓听力衰老、防治耳聋有一定帮助。

6. 夫妻互相捶背肩，通调督脉防疾患 在公园里，常常可以看到一些老年夫妻互相捶打肩背，从上到下，从左到右，啪、啪、啪……还有些节奏感。肩背部分布着足太阳膀胱经、督脉等，特别是位于脊柱中央的督脉，乃是全身阳气的总督，督脉不强，抗病能力就会下降，阳气虚弱，就容易患感冒、风湿病、颈椎病、腰椎病等。夫妻互相捶打肩背，有疏通经脉、祛除风湿、强筋健骨的作用。这种健身方法简便、实用，所以受到百姓的青睐。

7. 每天揉腹一百遍，通和脾胃调神元 "腹常揉"亦称"腹常摩""腹常旋"，也是养生"十六宜"中的一项内容。人的主要消化脏器都在腹部，如上腹部的胃、肝、胆、胰腺，下腹部的大肠、小肠。消化脏器起着消化食物、营运气血、排泄废物等作用。揉腹以平躺位最适宜，从上腹部开始，先以顺时针方向，后以逆时针方向，各 36 次。也可以脐为中心，小范围揉按。揉按腹部力度要适中，每天 2 ~ 3 次。揉腹可以使脾胃升降自如，纳谷有味，运化有序，有利于增强消化功能，尤其对于患有慢性胃肠病的人，非常有益。

三、九大长寿保健穴 滋阴温阳健脾胃

中医针灸保健具有简便、有效、价廉、安全等特点，因此受到广大百姓的欢迎。毛老推荐以下常用九大保健穴，读者可以从中选择几个适合自己的穴位，进行针灸、推拿、按摩等，以健身强体。

1. 足三里 位于膝关节下，是养生保健第一要穴，为足阳明胃经之穴。具有健脾胃、助消化、通经活络、扶正祛邪，提高人体免疫功能的作用。主治消化系统疾病和过敏性疾患。平时可以作为保健穴进行按摩、拍打、温灸、拔罐等。

2. 关元 位于脐下，为一身元气之所在。主男子藏精、女子藏血，主生殖，主元气。具有温肾固精、补气回阳、调理冲任、清理瘀血的作用。是防治泌尿、生殖系疾病的主要穴位。

3. 气海 位于脐下，是强身保健要穴，为男女精气汇聚之处。具有益肾固精、升阳补气、调理冲任、通经散瘀

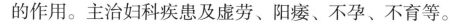

的作用。主治妇科疾患及虚劳、阳痿、不孕、不育等。

4. 合谷　位于大拇指与食指之间，是治疗头面疾患的主穴。具有醒脑开窍、清热疏风、宣肺通窍、镇静安神的作用。不仅能治疗头面诸多疾患，还能预防脑中风及老年痴呆；另外，合谷穴止痛效果好，是施行针刺麻醉最常用的穴位。

5. 内关　位于手腕内侧横纹后 2 寸（同身寸），是手厥阴心包经经穴。具有宁心安神、宽胸理气、降逆止呕、和胃止痛的作用。对心血管功能有明显调整作用，可以防治多种心血管疾病，是治疗冠心病的主穴。

6. 大椎　位于第七颈椎与第一胸椎之间，是督脉的重要穴位，主一身之阳气。具有解表清热、疏风散寒、通调督脉、熄风止痉的作用。对头部及颈部有促进血液循环的功效，是治疗脑血管疾病及颈椎病的首选要穴。

7. 肾俞　位于腰脊旁。"肾为先天之本"，按摩肾俞穴，可以滋阴精、壮阳气，补肾之精气，聪耳通窍，利水消肿。对防治肾炎、阳痿、遗精、月经不调、耳鸣、耳聋、腰肌劳损等，有很好的效果。

8. 三阴交　位于踝关节内侧上 3 寸，是足三阴经的交会点。具有健脾和胃、补益肝肾、滋阴生血、疏通经络的作用。对腹腔脏器特别是生殖系统，有重要保健作用。另外，还可以防治高血压、性功能减退、慢性肠炎及月经不调、失眠、遗尿等。

9. 涌泉　位于足底部，卷足时足前部凹陷处。具有开窍宁神、导热下行、补肾固精、使水火交济的作用，是老少咸宜的保健穴。可以防治高血压、神经衰弱、失眠、头痛、健忘、前列腺肥大、便秘等疾患。

四、百会又名百岁穴 健脑益智不可缺

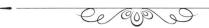

百会穴位于头顶正中线与两耳尖（折起耳朵）连线的交点处，也就是头顶的正中心，它是督脉经络循行线上的重要穴位。督脉主一身之阳，百会穴也统领着一身的阳气。古人为什么将这个穴位起名为"百会"呢？这是因为它是"五脏六腑奇经三阳百脉之所会"。也就是说，百会穴是众多经脉交会的穴位。

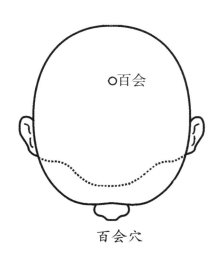

百会穴

人体有十二条经脉，其中有六条直接会于百会穴，即手太阳小肠经、手少阳三焦经、手阳明大肠经、足太阳膀胱经、足少阳胆经、足阳明胃经，这六条经脉又与"阳脉之海"的督脉相交会，可见百会穴有着举足轻重的地位。

百会穴有哪些作用呢？凡大

脑的疾病都可取用，如头痛、头晕、头摇、失眠、健忘、耳鸣、焦虑、抑郁、癫狂、痴呆、噩梦、震颤、脱发、颈椎病、高血压、低血压、中风等。如果有高血压伴失眠、耳鸣，可早晚按摩百会穴，用中指指腹揉按，每秒1次，揉按2分钟，计120次。

五、若欲身体得常安 足三里穴莫要干

"若要安，三里莫要干"，这是南宋医学家张杲在《医说》中写下的保健名言。意思是说，若要保持身体健康平安，应当常用艾灸足三里，使其局部有瘢痕状（莫要干）。

灸足三里为什么能起到保健作用呢？这是因为足三里是足阳明胃经穴位，素有"长寿穴"与"养生穴"之称。现代医学研究证明，经常艾灸足三里，能加强胃肠蠕动，缓解胃肠痉挛，促进胆汁分泌，使食欲增加，血液循环旺盛，提高人的免疫力。另外，常灸足三里，还可使肺的通气量增加，缓解气喘、咳

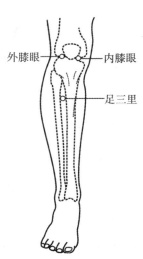

外膝眼　内膝眼

足三里

足三里穴

嗽，故可防治气管炎、哮喘等。与内关穴配合，可以缓解心绞痛。此外，治疗神经衰弱、失眠、癫狂、头晕等，也常取足三里为主穴。

足三里穴位于外膝眼下 3 寸，胫骨前嵴外一横指处。灸法可用艾条温和灸，也可用艾炷着肤灸，时间可掌握在 10 分钟左右。古代养生家主张在此穴常施瘢痕灸，使灸疮延久不愈，可以起到强身益寿的效果。但施行瘢痕灸应到医院由医生操作，以避免出现感染的情况。

六、刮痧疗法须对证 虚弱体质莫盲从

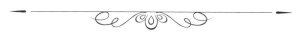

刮痧是我国传统疗法之一，在民间流传已久，它以简便有效、不涉及内脏为特点，受到百姓喜爱。

刮痧疗法具有调整阴阳、活血化瘀、舒筋活络、祛风散寒的特点。虽然刮痧在皮肤部位进行，但它对内脏功能有显著的平衡作用。如肠蠕动亢进者，在其腹部与背部刮痧，可使肠蠕动受到抑制而恢复正常。它的适应证比较多，如内科的感冒、头痛、咳嗽、中暑、腹泻、哮喘、中风后遗症、各种神经痛、胃肠炎、高血压、胆囊炎、便秘、神经症、失眠、多梦等；外科的各种软组织疼痛、骨关节疾病，如落枕、

肩周炎、慢性腰痛、颈椎病、腰椎病及乳腺增生等；妇科的闭经等；儿科的营养不良、消化不良、发育迟缓、感冒发热、遗尿等；还可用于亚健康状态，以及病后康复、养颜美容等。

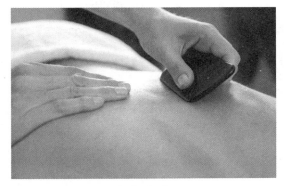

刮痧疗法

但刮痧是有适应证的，并非什么病、任何体质都可以刮痧。哪些病症不适宜刮痧呢？一是有出血倾向的疾病，如血小板减少症、白血病、过敏性紫癜等，暂不宜行刮痧治疗；二是新发生的骨折患部不宜刮痧，待骨折愈合后方可在患部补刮；三是恶性肿瘤手术后的瘢痕处不宜刮痧；四是妇女月经期或妊娠期下腹部不宜刮痧；五是体质瘦弱、忍耐性差的人不宜刮痧；六是原因不明的皮肤肿块周围不宜刮痧。

初次刮痧，手法不要过快、过猛。需要注意的事项有：①房间内应避风和保暖；②每次刮痧时间不宜过长，刮痧后可饮用一些温开水，以补充津液、帮助排毒；③刮痧后不宜用冷水洗浴，3小时后方可洗浴；④皮肤有化脓性炎症，或局部红肿热痛，或皮肤损伤，均不宜刮痧。

第七章

时令养生

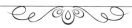

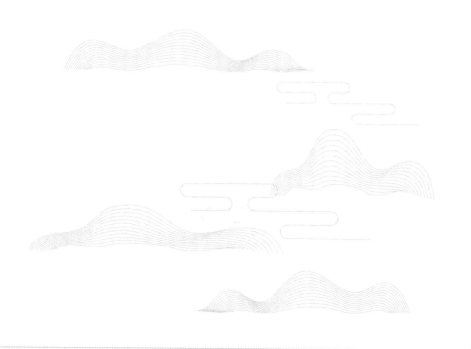

一、春季到来宜发陈疏调肝气养精神

立春是二十四节气中第一个节气，表示进入春季。

春季包括立春、雨水、惊蛰、春分、清明、谷雨六个节气，时间一般在农历一、二、三月，分别为孟春、仲春、季春。

按照中国古代天文学划分季节的方法，"四立"作为四季的开始，即立春为春季的开始，立夏为夏季的开始，立秋为秋季的开始，立冬为冬季的开始。

立春时自然界阳气开始升发，严寒的冬季就要过去，温煦的春季就要到来。在这风和日丽的日子里，人们怎样适应其变化呢？医学经典《黄帝内经》讲得非常好："春三月，此谓发陈。天地俱生，万物以荣，夜卧早起，广步于庭，被

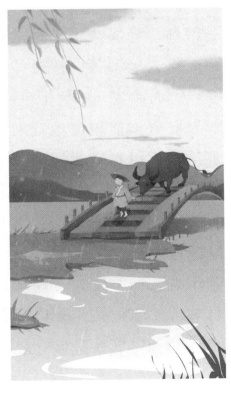

春雨

（披）发缓形，以使志生；生而勿杀，予而勿夺，赏而勿伐。此春气之应，养生之道也。"

　　这段话的意思是说：春季是人体阳气生发之时，大自然呈现生机勃勃的景象，万物生长发芽，这个时候要顺应自然界阳气生发的规律，早些起床，充分感受阳气的温煦，起床后可以到庭院里或户外散步，披散开头发，舒缓形体，以使志气生生不已；对于大地间的生物要爱护而不要滥行杀伐，要多给予而不要夺取，要赏识而不要戕伐。这就是春季的养生之道。

　　春季来临，阳气生发，相应的肝气应当条达无碍，宜振奋精神，舒畅情志，时常到大自然中去锻炼，或散步或慢跑或打太极拳等，使机体的阳气生发，心情也要与大自然一样舒展愉快，不要把自己关在屋子里不出门，闷闷不乐。如果肝气不能正常地舒展生发，就会引起肾阴不足或心气郁结。所以春季要保持情绪欢愉，防止或避免动怒，及时消除蕴藏在内心的不良因素，使肝气条达，阳气生发。

　　春季的正常气候是风和日丽，但又会变化无常。春季多风，又会有"倒春寒"，所以冬春之交不宜马上脱去棉衣。老年人气血亏虚，骨质疏松，很容易被寒风侵袭，衣服不可减得太多太快，腰以下肢体保温非常重要，以防引起风寒性筋骨疼痛；患慢性鼻炎或容易感冒的人，更要注意避寒就温，衣服要一层一层减；青年女性不要过早地穿短裙，以免风寒伤及下肢。

二、万物华实夏三月 蕃秀于外内应心

立夏是一年二十四节气中第七个节气，表明夏季的开始。

夏季包括立夏、小满、芒种、夏至、小暑、大暑六个节气。一般在农历四、五、六三个月，即孟夏、仲夏、季夏。这个季节的特点是高温、酷暑、潮湿。简单地说，就是湿与热。这个季节会出现心率加快、汗液外泄、胃肠病多发、易于热中风，以及出现痱子、脚气、湿疹、汗斑、黄褐斑等，因此养生显得更加重要。

《素问·四气调神大论》曰："夏三月，此谓蕃秀。天地气交，万物华实，夜卧早起，无厌于日，使志无怒，使华英成秀，使气得泄，若所爱在外。此夏气之应，养长之道也。"

《素问》将夏季气象的

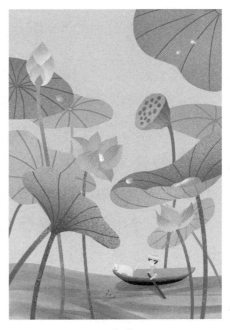

夏荷

特点用两个字来形容，即"蕃秀"。什么是"蕃秀"呢？就是茂盛、华美的意思。天地间的万物都在旺盛地生长，呈现出一片繁茂的景象，开花结果，生物的变化达到最高峰。天热、地湿，这就是夏季的特点。人体在这个季节会出现生理上的几个变化：一是气血运行旺盛，人的脉象也会变得洪大有力；二是津液外泄，汗出得较多；三是气温的变化对心血管有影响。在这种情况下，为了适应外界环境的变化，应当早一些起床，多到户外活动，不要讨厌日长天热，要让体内的寒气得到外泄，这是夏季养生所应遵循的。

三、秋季养生曰容平
收敛肺气津液生

立秋是二十四节气中的第十三个节气，表示已进入秋季。一般处于农历七、八、九月。秋季包括立秋、处暑、白露、秋分、寒露、霜降六个节气。

秋季养生的原则是什么？《黄帝内经》讲道："秋三月，此为容平。天气以急，地气以明，早卧早起，与鸡俱兴，使志安宁，以缓秋刑，收敛神气，使秋气平，无外其志，使肺气清。此秋气之应，养收之道也。"

秋季是阴升阳降的季节，天气风急而燥，地气宽阔而明。在这样的季节里，怎样养生呢？前人告诉我们，要早睡早起，早睡以收敛精气，不使精气耗散太过；早起以应阳光，以利于肺气的清肃。要注重情志的调养，使志安宁，以缓解秋季肃杀之气对人体的损害，要把神气收敛在内，这样肺气就会肃降，这就是秋季养生的原则。养

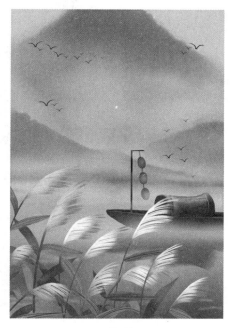

秋获

生的要点为：收敛正气，清肃肺气，贮存阳气，以应寒冬。

《素问·阴阳应象大论》中有一段话是讲肺与大自然的关系，其内容为：秋为白虎，五行属金，在六气为燥，在五脏为肺，在五官为鼻，在五味为辛，在机体为皮毛。因此秋季应以养肺气为主。肺为"相辅之官，治节出焉"。它不单单辅助心脏，还是肾（水）之母（金生水），要辅助肾的开阖功能；它又是脾胃（土）之子（土生金），只有肺气肃降了，胃气才能和降；它又与大肠相表里，就是说大肠的通和秘与肺密切相关。

近年来，随着全球气温升高，肺燥证越来越多。辛辣、肥腻的饮食均会耗伤肺阴，加重肺阴的外泄，使肺脏出现

燥热病证，引发肺燥咳嗽、哮喘、皮肤瘙痒、痤疮、泌尿系统感染、小儿鼻衄、脱发、便秘等，同时还会加重心脑血管疾病及其他疾病的病情。因此，秋季保护肺脏非常重要。

四、冬季养生宜闭藏
保护阳气似藏宝

立冬是二十四节气中的第十九个节气，表示冬季的开始。冬季的六个节气是立冬、小雪、大雪、冬至、小寒、大寒。一般处于农历十月、十一月、十二月。这个季节的气候特点是寒冷、干燥、多风，是心脑血管疾病、慢性支气管炎、风湿类疾病等的多发季节。其养生保健的原则为温补、平和、适度，但也要与体质相结合，以人为本，采取综合性措施，以增强机体抗病能力。

《素问·四气调神大论》中说："冬三月，此谓闭藏。水冰地坼（chè，裂开），无扰乎阳，早卧晚起，必待日光，

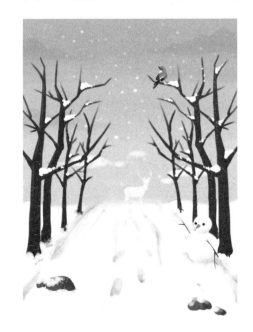

冬雪

使志若伏若匿，若有私意，若已有得，去寒就温，无泄皮肤，使气亟夺。此冬气之应，养藏之道也。"

这是冬季养生的总则。这段话的大意是说，冬季的三个月是万物闭藏的季节，呈现出水冰地裂的寒冷现象。这个时期人们不要扰乱阳气，要晚上早睡，早晨等到太阳出来时再起，使精神内守而伏藏。同时要避免寒气的侵袭，保持温暖，但不要过于取暖而使皮肤汗液外泄，使阳气遭到窃夺。

这段话提示人们，冬季要注意锻炼身体。老年人要加强自身锻炼，可进行导引调气类运动，如打太极拳、练八段锦，也可散步或慢速跑步等。还要注意冬月进补。冬月进补总的原则是"温补"，但不可一味食用温热之品，以免伤及阴分。可常食鸡肉、羊肉等，其味甘性温，有温中、益气、补精、填髓的功能。也要食用一些可口的蔬菜，如白萝卜、白菜、莲藕、冬笋等，以增加体内水分，滋阴和阳。

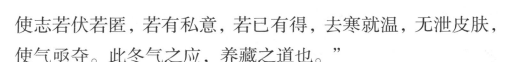

五、四季养生顺自然 勤劳善良寿天年

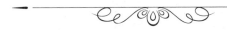

《素问·上古天真论》中说，古代人"春秋皆度百岁"，其原因首先是"法于阴阳"。何谓"法于阴阳"？就是能顺应一年四季自然界的变化，不违背自然界的规律。

有不少百岁老人勤劳不息，不但生活自理，而且还能做些农活，目光有神，头脑清晰。

谈及长寿秘诀，有老人说："四季养生顺自然，勤劳善良寿天年。"

长寿老人大多生活很有规律，顺应天时不逾矩。春秋早起，夏冬多睡；冬吃萝卜夏吃姜，洗脚上床睡天亮；饭吃八分饱，吃杂吃鲜最重要；调味不过咸，不过油，不过辣，趁热吃；细声说话存真气，成天带笑心底宽；无事别添事，无话别多话；以德护心，以乐护脑。

许多百岁老人礼让待人，和蔼对人，见人笑眯眯，早晚问声好。心地善良，热心肠。

有的老人手脚停不住，搬柴、提水、扫地、洗衣、养花、浇水，认为运动就是健身，走走就是养生。

人法地地法天 天法道道法自 然

老子句 毛德西书

毛德西教授书法《道法自然》

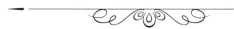

六、十二时辰应脏腑 起居饮食要有度

古人将一天划分为十二个时辰，这种划分法至今还被人们所应用。各个时间段都与脏腑相应，故其养生之法亦不相同。具体方法如下。

1. 子时（23点至次日1点） 是胆经养护时间。子时之前要睡眠，这对于第二天的工作和生活都非常重要。不可熬夜劳作，以免胆经之气外泄，引起睡眠不安。

2. 丑时（1~3点） 与肝经经气相对应，正是睡眠

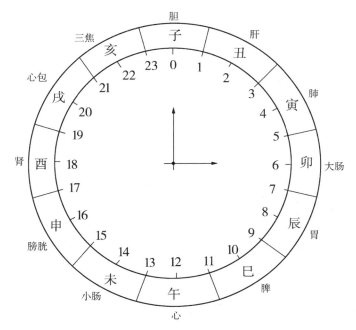

十二时辰与脏腑对应关系

最佳时间。肝经是主管疏通气血的，如果经常加班到深夜，肝经就不能起到疏通作用，气血就会瘀滞，而引起面部褐斑，精神不振。

3. 寅时（3～5点） 与肺经经气相对应，正是夜间深睡时间。肺经是主管皮肤和呼吸的，如果这个时间段能睡好，对肺经有养护作用。否则，第二天就会少气无力，皮肤也会显得干燥失润。

4. 卯时（5～7点） 与大肠经经气相对应。一天之计在于晨，早晨要按时洗脸、刷牙，活动身体；更重要的是排大便，将前一天的"垃圾"排出去。"垃圾"排不出去，就会影响一天的新陈代谢。这就是"要想长生，肠中常清"的道理。

5. 辰时（7～9点） 与胃经经气相对应，是吃早餐的时间。不宜吃得太快、太多，要吃温热一点的，可以加一个水果，使营养更丰富。

6. 巳时（9～11点） 与脾经经气相对应，是一天工作最忙的时间。可在工作中间活动15～30分钟，别忘了多喝水，促进脾的运化，也有利于气血的循环。

7. 午时（11～13点） 与心经经气相对应。中医提倡子午觉，午时觉也是很重要的。打个盹儿，就能消除一上午的疲劳，使下午的精神振作起来。

8. 未时（13～15点） 与小肠经经气相对应，是一天营养吸收的最佳时间。这个时间段可以加一点茶水或点心，营养吸收得好了，五脏六腑才能保持旺盛的工作状态。

9. 申时（15 ～ 17 点） 与膀胱经经气相对应，膀胱是排泄尿液的器官。这个时候可以到外边走一走，活动一下，适当地喝一些水，使"水道"通畅，有利于肾精的储藏。

10. 酉时（17 ～ 19 点） 与肾经经气相对应，是下班后进晚餐的时候。晚餐要少，要简单一些，不宜再进鸡鸭鱼肉。"减食增寿"，就是对晚餐而言。吃得多了，就会增加肾的负担，亦不利于夜间睡眠。

11. 戌时（19 ～ 21 点） 与心包经经气相对应，这是入睡前的时间。可敞开心胸，与家人、朋友聊聊天，谈天说地，说说一天所遇到的事，与他人分享快乐，以利于睡眠。

12. 亥时（21 ～ 23 点） 与三焦经经气相对应。进入睡眠阶段，阴气逐渐旺盛，阴气主静，不适宜再活动和做兴奋的事。只有安心睡觉，才能保持阴阳的相对平衡。充足的睡眠，有利于第二天的工作和生活。

第八章

药物养生

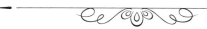

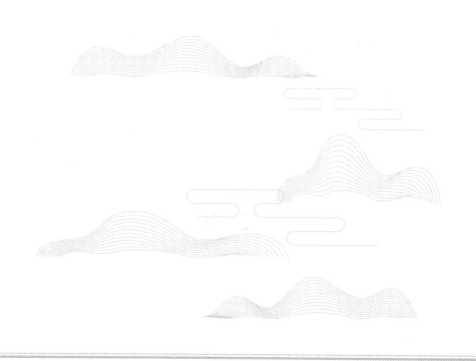

一、心脏有病用人参　滋阴补气又安神

　　人们大都知道人参可以滋阴补气，对改善心脏功能有益，但怎样服用人参？服用方法如何？有哪些需要注意的地方？就此问题，毛老做了一一说明。

　　人参味甘微苦，生用偏凉，而熟用偏温，具有大补元气、滋阴生津、宁心安神、健脾保肺的功效。野山参气香浓厚，大补真元之气，但真品极少，且价格昂贵，比较少用。生晒参气香味苦，不温不燥，既可补气又能养阴，适宜于气阴两虚者。红参气香微苦，偏于温燥，补气之中兼有振奋阳气的作用。白干参性味平和，具有健脾养肺之功。高丽参气香浓厚，味甘微苦，与红参作用相似，但远比红参温补力大。西洋参乃补气滋阴之品，适用于气阴两虚者。

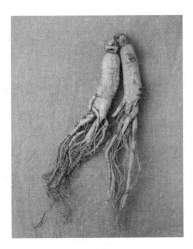

人参

　　人参的服用方法很多，如研粉服、嚼服、水煎服、隔水炖服、膏剂服、茶剂服、与其他食品共炖服等。

　　1. 独参汤　人参30克，急煎服。治疗心力衰竭与休克。

2. 生脉散　人参 30 克，麦冬 30 克，五味子 10 克，水煎服。有强心复脉作用，是治疗各种心脏病的主方。

3. 参附汤　人参 30 克，炮附子 10 克（先煎 2 小时），水煎服。具有强心、改善血液循环作用，是治疗心力衰竭的主方。

4. 参竹丸　人参、玉竹各等份，研粉为丸，每次 3 克，每日 3 次。治疗风湿性心脏病、冠心病与肺心病引起的心力衰竭，具有显著改善心肌缺血与降血脂的作用。

5. 参蛤散　人参、蛤蚧各等份，研末，冲服，每次 3 克，每日 3 次。主治肺气肿、肺心病。

6. 保元汤　人参 6 克，黄芪 12 克，肉桂 6 克，炙甘草 6 克，生姜 5 片，水煎服。主治老年气虚心绞痛，或心肌炎易患感冒者，有益气强心、固表保肺作用。

7. 人参三七琥珀散　人参粉 1.5 克，三七粉 1.5 克，琥珀粉 1.0 克，混匀，每天 1 剂，分 2 次冲服。主治气虚血瘀型心绞痛。

8. 抗休克合剂　红参、麦冬、五味子、炮附子（先煎 2 小时）、干姜、炙甘草各 9 克，肉桂 6 克，水煎服。有回阳救逆、益气养阴之功，用于四肢厥逆、心悸气短、汗出不止、脉象细数、血压过低的休克症。

以上方子，应在医生指导下应用。人参虽好，但亦有禁忌：①用人参时不可食用白萝卜、饮浓茶。②煎煮时，不可用金属器具。③常有低热、烦渴、便秘、鼻出血者，应慎用。④长期服用人参，会出现"滥用人参综合征"，可见异常兴奋、失眠、血压升高、烦躁不安等症。出现此症，应立即停服人参，并到医院就诊，做对症治疗。

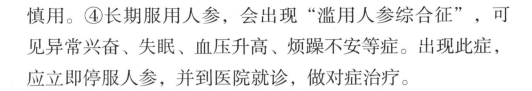

二、起死回生贵如金
三七之功赛人参

传说在远古时候，天上有两位仙女下凡到人间，姐姐去了东北的长白山，变成了人参；妹妹到了南方边陲的文山，变成了三七。三七与人参，同为五加科人参属的植物，它们味道相似，都以块根入药，都是名贵中药材。

古人把三七叫"金不换"，因为古代三七贵如黄金，可求而难得，所以功臣武将都以能得皇帝所赏赐的三七而自豪。民间有书生以三七作盘缠进京赶考之说。

三七的性味为甘苦温，具有补气、养血、止血、散瘀、止痛等多种功效。以前有人将三七誉为"止血圣药"，这

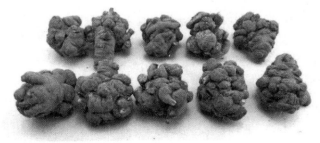

三七

是片面的。著名的云南白药，主要成分就是三七。中医说三七的特点是"止血不留瘀，散瘀不伤正"，可见止血只是三七的一种功效。

三七可入药膳，以下介绍几款，供读者使用。

1. 三七炖鸡　三七 10 克，鸡肉 250 克。将三七敲碎，与鸡肉一起，加水适量，隔水蒸炖 2 小时，加盐少许即可。每天吃 1 次，分 2 次吃完。具有活血化瘀、止血止崩的效果。适宜于妇科崩漏、月经出血过多等。

2. 三七炖鸽　三七 10 克，当归 10 克，肉鸽 1 只，生姜、胡椒、食盐适量。将上述备料一同放入砂锅内，炖至熟烂，汤肉并食，每天 1 次，连吃 7 天。具有活血化瘀、疗伤续骨之效。

另外，三七还可以治疗高血脂、肝硬化、脂肪肝、脑颅出血、心绞痛、前列腺肥大等。

三七的茎、叶、花与根块的成分一样。三七花有清热、平肝、降压、降血脂、镇静安神的作用，适宜于头昏、目眩、耳鸣、急性咽炎、牙周炎、口腔炎等。

三、"天赐圣物"明天麻
"三抗""三镇"又降压

毛老在门诊看病时，常会遇到病人拿着天麻来问："天

麻有什么作用？怎么个用法？"很多人把天麻当成补药来用，认为它是"大补药"，这是不正确的。

天麻，别名赤箭、明天麻、定风草、神草等，为兰科植物天麻的根茎。冬、春两季采挖，冬采者名冬麻，质量优良；春采者名春麻，质量不如冬麻好。古人认为，天麻是上天赐予人间的"神草"，靠天生长，不能种植。随着科学的进步，野生天麻变为家种天麻已成现实。野生天麻主产于四川、贵州、陕西等地，而河北、江西、湖北、东北等地则有人工栽培。

天麻，味甘性平，入肝经。功能平肝潜阳，熄风止惊，通经活络。主治头痛眩晕，肢体麻木，癫痫抽风，中风偏瘫，小儿惊风等，其补虚的药力比较弱。

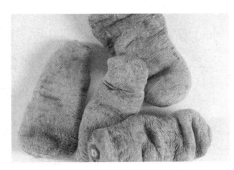

天麻

现代研究表明，天麻有抗癫痫、抗惊厥、抗风湿、镇静、镇惊、镇痛等作用。有人用"三抗""三镇"予以概括。另外，天麻还有降压、抗缺氧缺血、减慢心率及改善学习记忆的作用。天麻多糖还可增强机体免疫功能，这与古人对天麻"久服益气力，轻身，增年"的叙述是一致的。

经研究，天麻用于治疗各种眩晕、神经衰弱、失眠、耳鸣、四肢麻木等，特别对是因基底动脉供血不足所引起的眩晕等症效果显著；还可治疗高脂血症，可使血清胆固醇、甘油三酯等明显下降；降低收缩压或舒张压；治疗老年性痴呆。

下面介绍几款有关天麻治病的验方。

1. 天麻川芎丸 天麻 30 克，川芎 120 克。共为细末，炼蜜为丸，如绿豆大，每次 9 克，饭后用茶水送下。主治偏正头痛，眩晕欲倒。

2. 天麻炖猪脑 干天麻 25 克（研粉），枸杞子 15 克，猪脑 1 对。将枸杞子加水文火煮半个小时，后放入洗净的猪脑，煮熟后放入天麻粉，再煮几分钟，即可食用。每日或隔日 1 次。主治脑震荡后遗症引起的头晕、头痛等。

3. 天麻鸡蛋 鲜天麻 60 克（或干天麻 15 克），鸡蛋 3 个，水 1 000 毫升。天麻切片，放锅内加水煮 30 分钟，打入鸡蛋，煮熟后即可食用。每日或隔日 1 次。主治头痛眩晕。

4. 天麻钩藤颗粒（中成药） 可用于治疗内耳性眩晕、偏头痛、三叉神经痛、面肌痉挛等。但有专家指出，血压在（150 ~ 200）/（100 ~ 140）毫米汞柱者，用天麻钩藤颗粒较适宜，血压低于 130/80 毫米汞柱者则不能使用，若用会引起血压过低。

四、滋补肝肾地黄丸加味不同功亦变

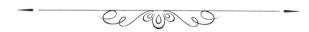

六味地黄丸是众所周知的补肾良药，但我们在药房会看

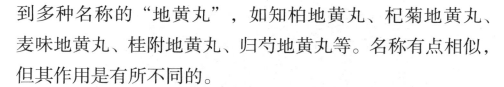

到多种名称的"地黄丸"，如知柏地黄丸、杞菊地黄丸、麦味地黄丸、桂附地黄丸、归芍地黄丸等。名称有点相似，但其作用是有所不同的。

1. 六味地黄丸 由地黄、山药、山茱萸、茯苓、泽泻、牡丹皮六味药组成。具有滋补肾阴、壮腰健脑、清泻相火（一种虚火）的作用。凡因高血压、糖尿病、高血脂、中风等导致的头晕、头痛、耳鸣、视物昏花、口干舌燥、舌苔少而薄、脉象细数，均可用此药治疗。对于中年人的亚健康状态、男女不孕不育，此药亦是调节内环境不平衡的佳品。

2. 知柏地黄丸 即六味地黄丸加知母、黄柏。知母滋阴，黄柏泻火，故本药重在滋阴泻火，如出现虚火症状，见全身潮热、夜间盗汗、五心烦热、男子梦中遗精、女子月经提前等，可用知柏地黄丸治疗。

3. 杞菊地黄丸 即六味地黄丸加枸杞子、菊花。枸杞子补肾填精，养肝明目；菊花清利头目，宣散风热。故本药以滋补肝肾、清头明目为主要功效。如见头晕目眩、视物昏花、耳鸣如蝉、记忆力减退者，可用杞菊地黄丸治疗。

4. 麦味地黄丸 又名八仙长寿丸，即六味地黄丸加麦冬、五味子。麦冬滋心肺之阴，五味子敛阴安神，故其主要功效为滋养心肺及肾阴。如见心阴不足的心悸、失眠，肺阴不足的咽干口渴、咳嗽喘逆，肾阴不足的眩晕耳鸣、盗汗烦热等，用麦味地黄丸最为合适。

5. 桂附地黄丸 又名金匮肾气丸，其组成为六味地黄

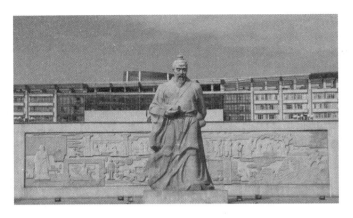

医圣张仲景雕像

丸合桂枝、附子，出自汉代张仲景《金匮要略》，六味地黄丸就是由此方化裁而来。桂枝、附子是扶阳药物，重在温补肾阳，凡出现肾阳虚症状，如形寒肢冷、腰膝酸软、精神萎靡、阳痿不举、气短而喘等，可取桂附地黄丸治疗。

6. 归芍地黄丸　即六味地黄丸加当归、白芍。当归与白芍都有养血柔肝的作用，也是治疗妇科病的良药。凡妇女出现血虚头痛、月经淋漓不断，以及更年期综合征、功能性子宫出血、慢性迁延性肝炎、慢性肾盂肾炎等，都可考虑用此药治疗。男性出现相关病症，亦可用此药治疗。

五、良药速效救心丸
一药多用效明显

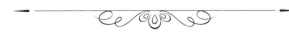

速效救心丸是百姓所熟悉的急救良药，主要用于治疗冠

心病心绞痛。从字面上看，好像以"救心"为主，但经过毛老多年临床使用，发现它还能治疗许多疾病，在此举出数例，供读者在日常生活中参考使用。

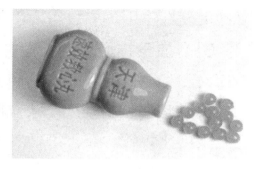

速效救心丸

1. 偏头痛 速效救心丸具有舒张血管、降低血管张力、使微循环血液流速加快的功能，并能降低血脂，降低毛细血管通透性，使血小板聚集率和吸附力下降，对血液黏稠度有调节作用。可于偏头痛发作前半小时口服10粒，1小时后口服6粒，头痛缓解后每日早餐后服8粒，10天为一个疗程。

2. 急性腹痛 本药对胆结石、急性胃肠炎、胃痉挛、胆道蛔虫等引起的急性腹痛，有速效缓解作用。可于发作时舌下含服4～6粒，多于2～10分钟起效，如10分钟无效，可再含服6粒。

3. 尿路结石 本药可使输尿管扩张，促使尿路结石较快排出体外，迅速解除由结石引起的肾、输尿管绞痛之苦。用法为：舌下含服6粒，每日3次，用药3～20分钟后即可缓解疼痛。

4. 痛经 速效救心丸中含有冰片、川芎，川芎为中药中活血化瘀、行气止痛的上品，冰片则能清热止痛。患痛经的女性，可于每次痛经前半小时含服6～8粒，30分钟后即可发挥作用。多数病人用药 1 ~ 3 次即可止痛。

5. 心血管神经症　心血管神经症病人使用速效救心丸治疗，急性发作时每次 10 ~ 15 粒，平时每次 5 粒，每日 3 次。

6. 脑缺血和脑梗死　缺血性中风后遗症（失语、痴呆）病人服用速效救心丸，每日 3 次，每次 5 ~ 10 粒，吞服。

7. 支气管哮喘　于支气管哮喘急性发作时，含化速效救心丸 2 ~ 10 粒，效果明显。年龄越小，并发症越少，见效越快。

8. 小儿肺炎合并心力衰竭　肺炎合并心力衰竭的患儿，在综合治疗的基础上，含服速效救心丸，按年龄取量，1 岁每次 1 粒，每日 3 次。

9. 三叉神经痛　取速效救心丸舌下化服。每次 15 粒，每日 3 次，10 天为一个疗程，连续服用 2 个疗程。

以上服法应在医生指导下应用。

六、养颜润肤调肝脾
取来五白正相宜

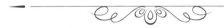

随着年龄增长，人到中年，会开始逐渐显得衰老，面部显得憔悴，头发开始脱落，《黄帝内经》说这是由于"阳明脉衰"的缘故。"阳明脉衰"就是胃与大肠的功能开始衰退了，消化功能的减弱，使得面部气色发生变化，面色萎黄，皱纹爬上了眼角。是否可以延缓、改变这种状态呢？

可以的。那就是疏调肝气，健脾和胃。肝主藏血，脾胃生化气血，肝脾（胃）调好了，气色自然会有好转。

古人对此给我们留下了宝贵经验，就是"三白汤""四白汤""五白汤"。三白汤即白芍、白术、白茯苓；四白汤即三白汤加怀山药；五白汤即三白汤加怀山药、薏苡仁。

白芍是养肝要品，肝阴充足了，血脉才能流畅，肝气才能得到收敛，不致克伐脾胃；白术是健脾要药，能促进消化，排出消化道的湿毒，使得气血正常到达面部；白茯苓是健脾渗湿的主要药物，慈禧将其作为养颜美容的第一要品，它还能帮助安神宁心。这三种药物合在一起，具有健脾养肝、促进消化、祛湿安神的作用。每味药用 10 ～ 15 克即可，水煎 2 次后，混合在一起，每天分 3 次饮用。

若是大便稀薄，舌质淡、有水液欲滴，这是脾湿过盛所致，可在三白汤中加入怀山药 15 ～ 30 克（四白汤），增强健脾整肠的功能，有利于皮肤的润泽。若再加入薏苡仁，就是五白汤了。薏苡仁药食两用，它的特点有两个：一是将湿毒通过利尿作用排出体外；二是它对粉刺、老年斑、妊娠斑、蝴蝶斑、痤疮、扁平疣、皮肤粗糙等，都有良好效果。可每次用薏苡仁 15 ～ 30 克，煮成粥食用，早晚各食一小碗，长期食用，可以使皮肤变得光滑细腻，白净而有光泽。

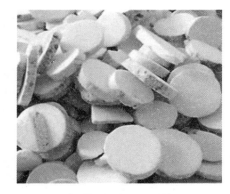

中药饮片怀山药

第九章

疾病养生

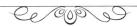

一、血稠惹祸实非轻
防稠之法须记清

提起"血稠"人们都不会轻视。因为当前由"血稠"而引起的病变已不是小恙，而是冠心病、脑中风、失明、肾衰竭等，有的还会发生肢体病变，导致局部坏死、溃烂等。

"血稠"就是血脂高、血黏度高。血脂高了，容易在血管壁上沉积，逐渐变成斑块。这些斑块多了，就会堵塞血管，使血流变慢，严重时血流就会中断，发生心、脑、肾等脏器的不同疾患。

怎样预防"血稠"呢？

（1）尽量少吃"三高"食品，即高脂肪、高热量、高胆固醇的食品。

（2）养成喝水的习惯，不管是否口渴都要主动地喝水。

（3）养成喝绿茶的习惯。绿茶中的茶多酚有降血脂、降血黏度、改善心肌缺血的功效；绿茶中的丹宁可以软化血管，减少脑动脉硬化及血栓的形成。

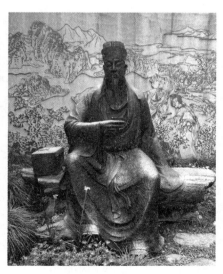

"茶圣"陆羽雕像

（4）多吃大豆制品。大豆中所含的卵磷脂，可以降低血中胆固醇，使"血稠"得到改善。

（5）每天活动30分钟，以有氧运动为主，以增强体内氧气的吸入、运输和利用，促进血液循环，有利于体内脂类的代谢。

（6）常吃黑木耳拌洋葱。黑木耳含有多种活性物质，具有益胃、活血、润燥，降低血液黏稠度，抑制过氧化的作用。

（7）必要时请医生开一些中药或西药，以便更快地降低血液黏稠度。

（8）保持每天睡眠7~8小时，充足的睡眠有利于机体的新陈代谢。

（9）心情舒畅也是改善"血稠"的必要条件。

（10）每天喝一点红葡萄酒，有利于血管扩张，避免血栓形成。

二、 辨析中风先兆症
提前预防延寿命

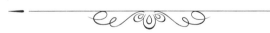

中风发病突然，致死致残率较高，所以预防和及时发现很重要。中风有先兆，这是许多人都知道的。但哪些是中风先兆却说不清楚，毛老将常见的先兆简述如下，以备"治未病"之需。

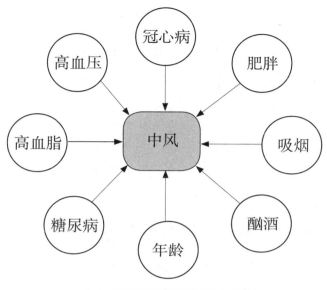

（55岁以后更易发生中风）

中风常见危险因素

1. 眩晕 有眩晕发作史，但近期发作频繁，且逐渐加重，或突然眩晕，视物旋转，如坐舟车，几秒后恢复正常，这种现象称"小中风"，即中风先兆，应及时到医院诊疗，以防中风发生。

2. 突然眼前发黑 眼前突然发黑，看不见东西，片刻又恢复正常，医学上称为"单眼一过性黑蒙"，是因为脑缺血引起视网膜缺血所致，是中风先兆之一。

3. 手指麻木 手指麻木是临床常见症状，如糖尿病、颈椎病都可以见到手指麻木。但如果是40岁以上的中年人，且患有高血压病，突然出现手指麻木，并有头痛、头重脚轻，这种手指麻木就非同小可了，应警惕中风的发生。

4. 嗜睡 中老年人出现不明原因的嗜睡，昏睡不醒，很可能是缺血性中风的先兆。据统计，大约有 75% 的人在中风前有嗜睡症状，嗜睡者大约在半年内发生中风。

5. 鼻出血 中老年人患有高血压病，鼻出血则是中风发生的前兆。在鼻出血反复发作后 1 ~ 6 个月，约有 50% 的高血压病人发生脑出血。因此，高血压病人出现鼻出血不可轻视，应及时到医院诊治。

6. 说话吐字不清 说话不灵或吐字不清，是大脑供血不足引起的语言障碍，有的人不大注意，视为"老了"而不加注意，实际上可能是语言中枢失灵所造成的，应积极到医院诊治。

7. 舌痛 老年人不明原因的舌痛，多是微循环障碍所引起的，也可能与血液黏稠度有关。因此，对于舌痛的出现要仔细检查，不要认为是"小疾"而不予理睬。

8. 哈欠不止 正常人打哈欠是疲困的表现，但对于高血压病人，反复打哈欠，则是脑动脉硬化加重的反应。据统计，中风病人在发病前 5 ~ 10 天，80% 的人哈欠不断。因此，这类病人反复打哈欠，应到医院进行积极救治。

9. 呛咳 少数高血压病人在发生中风前，会出现喝水或进食时呛咳，这是因为脑缺血引起吞咽神经核受损，导致咽部感觉丧失，使食物或水误入气管所致。若及时给予脑血管扩张剂，则有利于吞咽困难的治疗，也可预防中风的发生。

10. 精神状态改变 患中风前有的人性格会有改变，如性格温和的人变得多语急躁，好发脾气；或是性格急躁的人变得沉默寡言，问而不答，这些均可能与脑缺血有关。

三、心肌梗死可预防 四个数字要记详

一提到心肌梗死（心梗），人们大多"谈梗色变"。

心梗是指在冠状动脉病变的基础上，冠状动脉血流中断，使相应的心肌出现严重而持久的缺血，最终导致心肌的缺血

毛德西教授书法《五脏养生》

性坏死。它是冠心病中一个非常严重的类型，死亡率较高。

心梗的致病因素是明确的。高血压、高血脂、体重超标、糖尿病，以及吸烟、饮酒、饱餐、过度疲劳、缺少运动等是导致冠状动脉痉挛、堵塞的主要因素。大多数心梗在发作前是有先兆的，如心慌、气促、胸闷、烦躁不安、面色苍白、恐惧等。如能早期预防，早期治疗，心梗就不会发生，或得到及时治疗，避免死亡危险。

著名心血管病专家、北京大学人民医院胡大一教授说，十个"心梗"，九个可以预防，并提出预防的方法，即要记住"四个数字"。

第一个数字是"0"：即吸烟是"0"。有些年轻人比赛吸烟，实际是谁吸烟多，谁得"心梗"就快，所以说，"吸烟比赛的奖品是心梗"。

第二个数字是"5"：即总胆固醇降到5.2毫摩尔/升以下。胆固醇增高的主要原因在于不健康的饮食。过度摄取动物内脏、鱼子、蛋类或油炸、烧烤食品等，就会使胆固醇显著上升，从而影响身体健康。哪些食物可以降低胆固醇呢？大豆类是持续降低胆固醇的良药，吃燕麦也可降低胆固醇，每天吃几瓣大蒜、半个洋葱，吃点草莓、胡萝卜都可降低胆固醇。其他如柚子、苹果、红葡萄酒、橄榄油、杏仁、核桃、绿茶等，也可降低胆固醇。

第三个数字是"30"：即每天运动30分钟。慢跑对心肺功能有好处。慢跑在世界各国非常流行，有"有氧代谢运动之王"的美称。慢跑可以增加肺活量，改善大脑皮质功能，加强和改善心脏的泵血功能，增加冠状动脉的血流量，还可以降低体重，改善脂肪代谢，对防治高血压、冠心病、动脉硬化等疾病大有益处。

第四个数字是"140/90"：即血压控制在 140/90 毫米汞柱以下。正常人的血压应维持在 140/90 毫米汞柱以下，如果血压经常在 140/90 毫米汞柱以上，那就要考虑是否是高血压病了。而高血压是导致冠心病的主要因素，也是发生心肌梗死的常见原因。老年人要经常测量血压，如果血压经常在 140/90 毫米汞柱以上，就必须到医院就医检查，以明确血压增高的原因，及时进行预防与治疗，降低心梗发生的概率。

四、老年痴呆莫迟疑 预防措施应积极

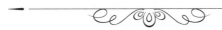

老年性痴呆是一种进行性大脑器质性病变。随着人口平均年龄的延长，该病有逐年增加的趋势，已成为危害老年人身心健康的主要疾病之一。

老年性痴呆的临床表现比较复杂：一是记忆力与定向障碍，表现为不能回忆起熟悉的事情，经常遗失东西，转身忘事是其特点，丢东西还怪罪于别人，外出经常迷路，严

重的外出乱跑不知归途；二是性格改变，表现为固执己见，自私自利，好发牢骚，伦理道德观念减退，生活懒散，不与人和；三是思维与判断障碍，表现为缺乏综合概括能力，说话分不清主次，做事抓不住重点，对新旧事物分不清，甚至对吃、穿等日常生活也不知所措，丧失语言表达能力；四是幻听幻视，表现为短暂地"听"到一种特殊声音，"看"到一种图像，惊恐害怕。本病为进行性疾病，多渐渐发展为不知人事的严重痴呆，最后常因衰竭而死亡。

当前对老年性痴呆还没有特殊的治疗药物。中医学认为，本病源于肾虚与痰瘀，常用补肾养脑、化痰活瘀的药物治疗。烦躁兴奋型可用补肾阴药如六味地黄丸、七宝美髯丹；沉闷抑郁型可用补肾气（阳）药如金匮肾气丸、龟鹿二仙丹；瘀血易怒型可用活瘀药如复方丹参滴丸、脑得生丸；痰浊失语型可用化痰开窍药如礞石滚痰丸、牛黄醒脑丸等。其他如清开灵、川芎嗪、脑活素、脉络宁等也可随证选用。配合针灸治疗能提高疗效。也可以服用单味中药做辅助治疗，如天麻、何首乌、黄精、枸杞子、桑葚、五味子、西洋参等。西药可选维生素C、维生素E、脑复新（盐酸吡硫醇）、脑复康（吡拉西坦）、西比灵（盐酸氟桂利嗪）及多塞平、氟哌啶醇等。饮食可以多吃优质蛋白食品及新鲜

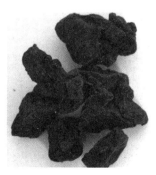

中药饮片何首乌

蔬菜、水果。还可以让病人吃些核桃仁、芝麻、花生、栗子、大枣、蜂蜜、胡萝卜等，以增强大脑的思维能力。主食要蒸煮熟透，不吃油炸食品，不饮酒。生活要有规律，保证充足睡眠，避免离群索居，亲属对病人少提往事。

怎样预防老年性痴呆？一要勤用脑，可以延缓大脑的衰老。但老年人每用脑1小时要休息10分钟，切忌熬夜聊天打牌。二要戒烟酒，因为烟酒可以使脑细胞受损害。三忌多虑、多疑，据调查，老年性痴呆的病人平时忧虑多，而心胸豁达的人患病少。"劝君莫烦恼，烦恼催人老"，这是合乎科学道理的。四要讲求合理饮食，要少荤多素，少盐，粗细搭配，浓淡适度。五要坚持体育锻炼，如散步、慢跑、打太极拳、游泳、跳健身舞等。

五、颈部保健"米"字操 疏通经络气血好

颈椎病是多发病、常见病，不仅见于中老年人，年轻"白领"、司机等患病也不少。"米"字操是预防颈椎病的简易良方，经常坐办公室的人不妨试一试。

做"米"字操时，取立位。先用手掌轻揉颈部，使肌肉放松。然后以颈为中轴，头部按"米"字的笔画顺序及方向，

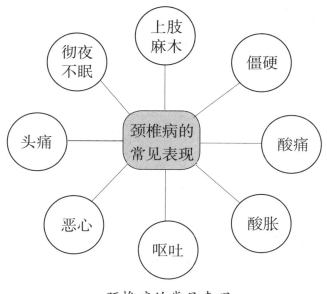

颈椎病的常见表现

依次做点、撇、横、竖、撇、捺的动作。要注意，每一笔画都要从起点始并回到起点。例如做横画"一"的动作，要从左到右，再从右到左，这样才算完成"一"的动作。动作力度要均匀有序，自然适中，循序渐进。不要太快、太猛，每一笔画要做到位，不可匆匆走过。要做得尽量大、尽量远，使颈部得到全方位的活动。做操时可以闭目，也可以睁眼，随其自然。颈部可能会发出"咯咯"声，没有关系。每天可做数次，每次 4 ~ 5 分钟。

颈部的经络比较丰富，有手三阳经、足三阳经，还有督脉等，穴位也比较多。做"米"字操可以疏通经络，调和气血，促进颈部的血液循环，协调颈部、椎体、关节与肌肉韧带，从而提高局部的灵活性和适应性，减少颈椎病的发生。即使患有颈椎病，"米"字操也可以改善局部组织代谢与大脑供血，减轻痛苦。

做"米"字操的时候，可以配合拍打大椎穴。即用右手从右侧拍打大椎穴，左手从左侧拍打大椎穴。这既有利于缓解颈椎病，又有利于缓解肩周炎的痛苦。两手拍打的时候，还刺激了双手的十宣穴和劳宫穴，对促进血液循环亦有一定帮助。

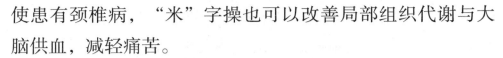

六、女性脸上褐斑多 拍打经穴加中药

在日常门诊工作中，常常有女性病人来看脸上褐斑的。毛老说，对于褐斑也需要辨证论治，但多数女性可以配合拍打经穴加喝薏苡仁汤的办法，常能收到意想不到的效果。

1. 拍打经穴 主选下肢经穴，如三阴交、足三里、阴陵泉等。三阴交为足太阴脾经穴，位于内踝关节上 3 寸，胫骨内侧面后缘，有消除脾胃湿浊、调理血脉的作用。足三里为足阳明胃经穴，位于膝下胫骨嵴外一横指处，有调理脾胃、除湿保健之效。阴陵泉为足太阴脾经穴，位于胫骨内侧髁下缘凹陷中，有除水湿、活血脉的功效。

以上三个穴位，可以交替拍打。用手拍打，或用小木槌敲打均可。三个穴位中，以足三里为主。拍打的力度，以局部发红、有微微刺痛感为宜。每次拍打时间 10 分钟左右。

2. 薏苡仁汤　薏苡仁为药食两用的植物种仁，甘淡而平，具有利水渗湿、健脾止泻、除痹痛、排脓、抗癌、解热、镇静、镇痛、抑制骨骼肌收缩等功效，还可以美容健肤，治疗皮肤病。

（1）面部褐斑：薏苡仁 30 克，莲子肉 15 克，糯米 100 克，先将薏苡仁浸泡，泡软后与莲子肉、糯米共煮粥，食用。每天 1 次，以早饭用为宜。

（2）面部虚浮：薏苡仁 20 克，冬瓜皮 20 克，车前子 15 克（布包），同煮，作饮料食用。可以消面部的眼袋、眼睑浮肿等。

（3）亚健康状态：薏苡仁 30 克，赤小豆 30 克，芡实 30 克，煲汤，加红糖调味，喝汤并食之。适用于形体肥胖，疲乏无力，每到下午下肢郁胀、腿酸困倦等症。

第十章

综合养生

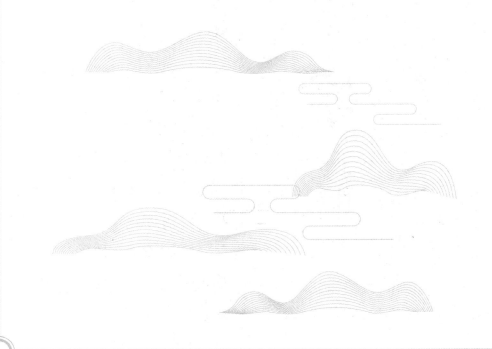

一、八字要诀须心记
简单易行有效率

许多老年人讲起养生，都会说到养生"八字要诀"，即：龟欲、猴行、童心、蚁食。这是前人总结的养生要言，不少名人就是遵循这"八字要诀"而健康长寿的。虽仅八字，但真正做起来也不容易。

1. 龟欲 自古以来，人们就把龟作为长寿的象征，故有"龟寿"之称。"龟欲"告诫人们不要有太多欲望，特别是老年人，不可在名利上有过多要求。前人说的"淡泊名利""恬淡虚无""难得糊涂"等，都是让人净化心灵，远离名利之场。

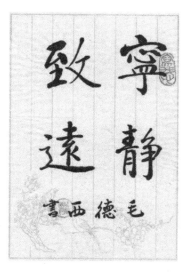

毛德西教授书法《宁静致远》

2. 猴行 指像猕猴那样多活动。"生命在于运动""流水不腐，户枢不蠹""每天遛个早，保健又防老""天天遛遛弯，吃啥都觉甜"。这些都是教人运动起来，如散步、打太极拳、做保健操、快步走、慢跑等，都可以使心身得到锻炼。气血流通了，经络活顺了，没有那么多的"垃圾"堆积，身体自然健康。

3.童心　要有儿童般的心理，无忧无虑，好动好奇，乐观活泼，思维活跃，这是养神的首要条件。老年人有了童心，就会无忧无虑地生活。有的老年人把自己封闭起来，陷入闭塞的小天地中，久而久之，就会产生孤独、猜疑、偏执、厌世心理，加速衰老。老年人多交朋友，多接触大自然，多谈一些开心的事，或者多玩、多笑、多聊天，自然心旷神怡，延缓衰老。

4.蚁食　比喻要像蚂蚁一样吃得少。每次吃得不多，不偏食，食物要多样，营养才能丰富。老年人节食是健康的前提，每日饮食以300～350克主食为宜，少吃动物脂肪，多吃新鲜蔬菜与水果。如果整天大鱼大肉，顿顿鱼肉满肠，那很容易得"三高症"，何能谈及健康！

二、名医长寿有七因
　　听我一一说于君

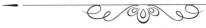

"自古名医多长寿"，并非虚言。毛老在十几年前参与撰写《名老中医谈养生之道》时，查阅了171位老中医的养生经验，其中100岁以上2人，90岁以上8人，80岁以

上 52 人。分析古今名医的长寿因素，可概括为七个方面。

1. 饮食有节，以素为主 大多老中医认为，调节饮食以养脾胃，这是老年人健康的主要因素。他们喜爱吃当地生产的五谷杂粮，更爱吃蔬菜、水果，而鱼与肉吃得较少。虽有个别偏食鱼肉的，也是荤素搭配，从不过嗜。他们的食养经验是：一不过饱，二不过咸，三不过甘，四不过肥，五不偏食。还有早餐好，中餐饱，晚餐少；宁吃得欠、不吃得厌等。有些老中医把这些话作为食养之鉴，即"多寿只缘餐食少""不饱真是却病方"。

2. 起居有序，顺其自然 老中医多随四时而起卧，春夏晚卧早起，以应阳气之生长；秋季早卧早起，免受肃杀之气戕伐；冬季早卧晚起，不使身体的阳气受寒气干扰。他们的睡眠是"先睡心，后睡眼""睡前除杂念，调息入梦多"。其他如睡前洗脚、睡前不语、睡前勿食等，都是有益的安眠之法。在衣着方面，宽舒合体勿紧束，以利于血液循环。"春衣慢慢脱，秋衣迟迟冻"（俗言"春捂秋冻"）。他们喜欢"安步当车"，多数老中医古稀之年仍坚持徒步上班，既散步，又散心。

3. 锻炼身体，持之以恒 多数老中医在青年时期就重视体育锻炼，如习练太极拳、八段锦、五禽戏、易筋经或自编的健身操等。简便易行的还有叩齿、咽津、摩足、揉腹、拢耳、甩手及按压保健穴等。有的喜静不喜动，但这种"静"并非绝对不活动，而是以自我调息代替肢体运动，即注重内功。"若要健，天天练"，不管采取哪种锻炼方法，持之以恒是保持身体有效代谢的关键。

4.神志淡泊，以忍为尚 老中医常能自我解忧除烦，排除不利因素对健康的干扰。有了不顺心的事，多能泰然处之，不急不躁，或回避环境、转移思路；或向人倾诉，聊以自慰；或冷化处理，不走极端。他们坚信"久阴必晴""正必胜邪"，从不向困难屈服。凡遇到名利之事，从不与人纷争，而是以让为先，以忍为福。

5.乐于奉献，不慕名利 老中医把为病人解除痛苦视为人生最大乐事，"平生最乐乐为医"。他们不愿意过那种饱食终日、无所事事的日子。老中医常说，一看到病人就会把烦恼忘得一干二净，真是"乐以忘忧，不知老之将至"。他们把金钱看得很轻，认为一个人如果把物质利益看得过重，汲汲追求，就会耗心气、损肝血，何谈长寿？

6.房事节制，勿禁勿纵 对于房事养生，老中医认为青年时不可纵，老年时亦不可禁，适度很重要。

7.防患未然，摄养为生 老中医谙熟《黄帝内经》"治未病"的思想，提倡未病先防、既病防变、病后防复三原则。有了忧患意识，才能树立起防患于未然的根本法则。许多老中医年事已高，患有高血压、脑血管疾病、慢性胃炎、肺气肿等。但他们坚信"养生之道在人不在天"，能创造多种条件排除疾病的困苦，或习练书画，以养心增气；或意守丹田，以涵元阳；或活动肢体，以运血脉；或与晚辈

圣人不治已病治未病不治
已乱治未乱此之谓也夫病
已成而后药之乱已成而后
治之譬犹渴而穿井斗而铸
锥不亦晚乎
素问四气调神大论
毛德西丁酉仲夏书

毛德西教授书法《治未病》

谈天说地，常使暮年留住童心；或食用天然保健品，如核桃仁、松子仁、黑芝麻、板栗、铁棍山药、蜂蜜、百合等以补益脾肾。

不可否认，遗传基因与长寿有着密切关系。但健康长寿更多的是依后天因素而获得的，正如曹操所说："盈缩之期，不但在天；养怡之福，可得永年。"大家不妨多与身边的老中医聊聊天，共同探索养生之道，助于益寿延年。

三、历经三世老中医养生秘诀有真谛

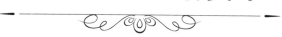

有一位历经清朝、民国、中华人民共和国三个历史时期，114岁时仍然为人治病的老寿星，他就是四川省绵竹县（现

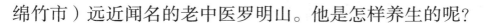

绵竹市）远近闻名的老中医罗明山。他是怎样养生的呢？

罗老生于清同治六年（1867年），1983年与世长辞。他家庭贫寒，从小就在劳动之余，跟人学习拳艺；青壮年时拜师学医，行医采药，游历过北京、陕西等地，跋山涉水，出入深山老林，自幼就练就了吃苦耐劳的品质，也为他后来能健康长寿打下了坚实的基础。

总结罗老的长寿秘诀，有以下五个方面。

1. 性格开朗　罗老一生经历几个大的历史时期，道路曲折，饱受辛苦，但他性格开朗，爱说爱笑，有话便说，有气便发，从不愁眉苦脸，从不郁郁寡欢，他说："人生不怕难，就怕愁莫展，能求苦中乐，难中得锻炼。"认为一个人肚量要大才好，遇事要想得开，做到喜事不过于高兴，悲事不过于伤心，这样才有利于身体健康。

2. 讲究饮食　罗老有句口头禅，叫作"饮食不怕杂，玉米青菜佳"。他的一生以玉米为主食，一年到头青菜、萝卜不断，豆腐常咽。一日三餐定时定量，早上喝稀饭，中午吃干饭，晚上吃面食；不偏食，不忌嘴；既吃素，又吃荤，但总是多吃素，少吃荤。他说："要得一身安，清淡赛灵丹。"还说："常吃萝卜与青菜，一身轻松

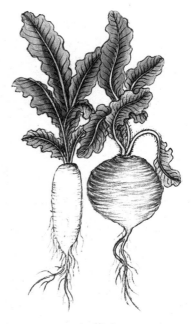

白萝卜

又愉快，若是顿顿都吃肉，心胃必定又遭灾。"

3. 注意休息　多年来，罗老养成了"与日月共阴阳"的睡眠习惯。他天黑入睡，黎明即起，中午时分会静坐闭目养神。

4. 坚持锻炼　罗老一生爱劳动，爱运动。他在青壮年时就学会了拳术与气功。平时坚持打拳练武，多年如此。他常说："水臭因不流，命衰在不动，要想得长生，活动筋血骨。"

5. 节制房事　对于房事，罗老主张"青壮适节欲，到老宜分居"。他强调，"肾精人之宝，不可能放跑；惜精即惜命，固精人得寿"。

四、百岁老人养生经 说来于君细细听

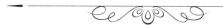

在 1992 年的一本《长寿》杂志上，记述了八位百岁老人的养生经验，内容翔实，读来可信。这八位百岁老人为湖南省溆浦县人，女性多于男性，农村多于城镇，山区多于平原。其中，男性 2 人，女性 6 人；101 岁 2 人，102 岁 3 人，103 岁 1 人，104 岁 2 人。他们的长寿奥秘有五条。

1. 终生劳作，坚持运动　八位老人都从事农业生产，

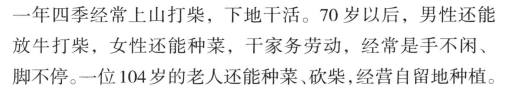

一年四季经常上山打柴，下地干活。70 岁以后，男性还能放牛打柴，女性还能种菜，干家务劳动，经常是手不闲、脚不停。一位 104 岁的老人还能种菜、砍柴，经营自留地种植。

2. 起居有常，食物多样　八位老人黎明而起，日落而息；一日三餐，按时进食。常以玉米、红薯、土豆、葛粉当餐。蔬菜以南瓜、冬瓜、萝卜、松菇、竹笋、魔芋、青菜为多，同时还吃些水果。也经常吃些荤菜，如猪肉和动物内脏。生活十分有节制，不纵欲。有 6 人终生不吸烟，2 人进入花甲之年后戒了烟。

3. 思想开朗，性情温和　八位老人思想开朗，性情温和，安分守己，处事大度，不拘小节，克己让人，与邻居乡亲和晚辈和睦相处。在他们的一生中遇到许多想象不到的困难与曲折，但是他们能自慰、自量、自控、自乐，泰然处之。对生活充满信心和勇气，以乐观向上的态度去战胜困难，并迎接新的生活。

4. 环境优美，空气新鲜　八位老人所生活的地方气候温和，雨量充沛，环境污染少，空气新鲜。其中有 7 位居住在农村，房屋周围竹木葱葱，橘子树、桃树、梨

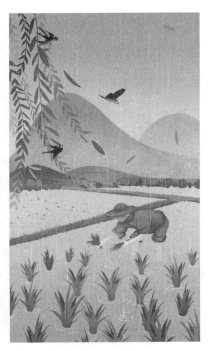

稻田劳作

树布满庭院。一年四季花开花落，水果飘香，宛如世外桃源，居住在这里，为长寿提供了良好环境。

5. 先天之本，基因遗传　据调查，八位老人中其父母至少有一位是长寿者。他们的父母年龄合计 1 345 岁，平均 84.1 岁，其父亲平均年龄为 77.6 岁，母亲平均年龄为 90.5 岁。

五、《论语》精髓仁者寿 君子"三戒"记心头

《论语》是孔子弟子及其再传弟子关于孔子言行的记录，历代被世人奉为修身、齐家、治国、平天下的经典。

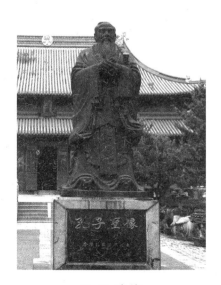

孔子雕像

但从医学角度看，又蕴含着许多养生保健道理。孔子养生理论的核心是"仁者寿"，讲究中庸之道；提倡修身必须养性，也就是说身心并修；而"君子三戒"乃是人人应当遵守的养生之法。

1. 仁者寿　孔子在《论语》中指出："仁者寿。"意思是待人要宽厚大度，具有高尚的

道德修养，有益于长寿。正如他在《中庸》中所阐述的，大德"必得其寿"。所谓大德，就是心地善良，光明磊落，性格开朗，乐于助人。具有这种大德的人就是"君子"，君子与小人的区别是："君子坦荡荡，小人长戚戚。"君子的心底平坦宽广，小人的心中常怀忧惧。"仁"有什么标准吗？有的。孔子的学生子路问老师："愿闻子之志。"孔子说："老者安之，朋友信之，少者怀之。"意思是说，使年老的人得到安乐，使朋友相互信任，使少儿得到关怀。这样心胸宽广的人怎能不长寿呢？我们日常说的"心底无私天地宽"，就是当今的"仁"，就是"大德"。百姓所说的"德高长寿"，说的也是这个道理。

2. 君子三戒　孔子说："君子有三戒：少之时，血气未定，戒之在色；及其壮也，血气方刚，戒之在斗；及其老也，血气既衰，戒之在得。"这段话是说，人在少年时期，身体还在发育，血气还未成熟稳定，应当警惕不要沉溺于女色，过多地耗伤肾精，否则会使各个脏器的发育受到影响，乃至于影响到骨骼的强壮与大脑的聪慧。到了壮年，血气旺盛，应当警惕不要争强好胜，不要长期处于紧张的工作和生活状态，否则过早地透支了自己的健康，会促使机体过早地衰老。进入老年，血气已经衰弱，应当警惕不要贪求占有，包括追求名誉和物质的贪婪，而应当是"恬淡虚无，真气从之""淡泊名利，宁静致远"。

六、 养生鼻祖《道德经》 独持"三宝"天下行

老子所写的《道德经》，仅五千余字，却充满智慧，亦是养生学的重要著作之一。

老子，姓李，名耳，河南鹿邑人，春秋时期思想家，道家的创始人。传说他活了300多岁。他做过东周王朝掌管图书的官职。他所写的《道德经》对中国哲学思想影响巨大，为《黄帝内经》养生学的形成奠定了基础。他的养生理论主要有以下几个方面。

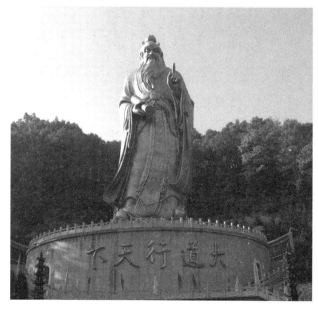

老子雕像

1. 人法天地，顺乎自然　"人法地，地法天，天法道，道法自然。"这是《道德经》关于"天人合一"的经典语录。老子告诫人们要遵循自然规律，顺应自然界的环境与气候变化，不要做违背自然规律的事。例如春生、夏长、秋收、冬藏，这是自然规律，违背它就会改变机体的生理活动，罹患多种疾病。

2. 清静无为，无所不为　老子所说的"无为"是为"有为"孕育智慧，即后来诸葛亮所说的"非淡泊无以明志，非宁静无以致远"。"无为"不是什么也不做，而是专心致志，蓄积才智，做有利于社会和有利于健康的事。就养生而言，就是静以养心、养神，动以养形、养体。身心健康，自然长寿。

3. 少私寡欲，归真返璞　老子提倡，养生重在养德，要求少私欲，去贪心，纯真质朴。老子说："我有三宝，持而保之。一曰慈，二曰俭，三曰不敢为天下先。"这"三宝"是人的思想的最高境界。慈者，宽以待人，以德报怨，对人存慈爱之心；俭者，爱惜精气，精气不耗，神气不乱；"不敢为天下先"，在名利面前，不争先而居后，做一个"谦谦君子"，对社会是和谐，对个人是纯真，寿至百年是自然。

4. 致虚守静，知足常乐　老子提倡"致虚极，守静笃"，认为人的养生应以"虚静"为根本，只有清除心中的各种私欲杂念，使心神安守于内，才能静观万物，不受其害。而要做到"虚静"，"知足常乐"是首要因素，乐乐呵呵，容易满足，这样的人就不容易得病，这就是心理养生。

跋

余年逾八秩，人生已过大半，到了该歇歇脚的时候了。但总有一股劲儿在督促着，使我不能停步。这股劲儿就是"不忘初心，砥砺前行"。

当前是中医药事业发展的最佳时期，特别是 2020 年以来，中医药在抗击新冠肺炎疫情中所显示出的能量备受世人瞩目。作为一名老中医，我感到无比高兴与自豪，这种自豪感给我的自信力是无法用语言来表达的。我暗立凤愿，要学到老，活到老，服务到老！特别是要做好三件事：为百姓播撒健康，为患者把脉看病，为后辈传授经验。

我的两位年轻弟子（禄保平博士、毛峥嵘博士）将我所述和撰写的有关养生文稿进行了修正与改编，显得更加精练与实用。他们的思路更接近生活，更接地气，由他们整理、编著的这本小册子，是对中医养生知识的科学普及，一定会受到百姓的青睐。

为此，特作跋为之点赞！

八旬岐黄人 毛德西

辛丑年春节